U0393206

学者文库

智能手机时代青年学生的情感心理研究

李宝斌　李　艳◎著

中国社会出版社

国家一级出版社 · 全国百佳图书出版单位

图书在版编目（CIP）数据

智能手机时代青年学生的情感心理研究 / 李宝斌，李艳著 . 北京：中国社会出版社，2021.3

ISBN 978-7-5087-6034-6

Ⅰ. ①智… Ⅱ. ①李… ②李… Ⅲ. ①移动电话机—应用—学生—情绪障碍—治疗 Ⅳ. ① R749.405

中国版本图书馆 CIP 数据核字（2021）第 022912 号

书　　名：智能手机时代青年学生的情感心理研究
著　　者：李宝斌　李　艳

出 版 人：浦善新
终 审 人：尤永弘
责任编辑：陈贵红

出版发行：中国社会出版社　　　　　邮政编码：100032
通联方式：北京市西城区二龙路甲 33 号
电　　话：编辑部：（010）58124828
　　　　　邮购部：（010）58124848
　　　　　销售部：（010）58124845
　　　　　传　真：（010）58124856
网　　址：www.shcbs.com.cm
　　　　　shcbs.mca.gov.cn
经　　销：各地新华书店

印刷装订：三河市华东印刷有限公司
开　　本：170mm×240mm　1/16
印　　张：13
字　　数：188 千字
版　　次：2021 年 3 月第 1 版
印　　次：2021 年 3 月第 1 次印刷
定　　价：85.00 元

中国社会出版社天猫旗舰店

中国社会出版社微信公众号

目　录
CONTENTS

第一章 绪 论

情感心理学是一门既古老又年轻的学科，在西方，早在古希腊哲学中就有相关论述，在中国古代哲学和医术中也有论述。但是由于在西方受唯智主义的压制，在中国被宋明理学排斥，情感心理学在很长时间里，发展受阻。直到近代，19世纪末期，情感心理才被心理学研究所触及，并且在近百余年来，得到了长足的发展。本书选取互联网时代尤其是智能手机普遍应用的特殊时代，针对青年学生，主要是本科阶段的大学生这个特定的人群，开展情感心理研究，为情感心理学研究注入新鲜血液。

一、青年学生情感心理问题的提出

青春年华是人情感丰富、个性可塑的重要阶段，这个阶段的青年学生处在人生的重要转折点，有很多期盼，也有不少的情感困惑。如果情感纠结处理不当，还会出现情感障碍，甚至出现病态心理。这种现实非常需要我们进行相关研究，然而，已有情感心理学研究成果针对这个特定时代、特定人群的深度研究却非常稀少。因此研究青年学生的情感心理，帮助他们解答一些学习中、生活中遇到的情感困惑，指导他们处理情感问题，意义重大。

（一）不容乐观的大学新生心理健康检测报告

在快节奏的社会，人们承受的压力加大，出现异常情感心理的人数增加。如某本科院校2017级新生心理健康普查情况反馈表明，4256名新生中，在强迫、焦虑、敌对、抑郁等方面呈现阳性表征的人数为601人，占比14.12%（见表1-1）。连续几年的检查都表明，高校新生中心理问题筛选的高分人数不是小数目，在后期心理老师的一对一回访中，虽然部分心理测试高分者被排除出心理异常人群，但又新发现部分心理检测得分不高却存在心理异常的学生。而且，在随后的追踪观察中，部分学生的心理问题长期没有出现良性转变，有的发展成严重心理问题，被迫休学或退学，极个别的甚至走向极端，出现自杀行为或恶性伤害他人行为。虽然从相对数字来说，每类心理异常者所占比例不是很高，一般在总体学生中占比1%—2%，占比最高的是有强迫症倾向者超过5%，但绝对数字并不低，在一个中等规模的普通本科院校新生中，心理异常迹象者竟超过600人。心理异常情况属于隐私问题，高校方便普查，但不会公布。窥瓶水之冰可知天下之寒，从个别高校的情况，可以推断大部分同类高校乃至整个社会的大致情况，心理异常情况不容小觑。国外另一个大样本的调查，得出了类似结论：替代计量学（Altmetrics）发布2017年全球100篇最受关注论文中，有一篇发表在 Research Policy 上研究博士工作和心理健康问题的论文获得全球第二关注度，文章指出，32%的博士至少有4项症状，被视为有精神紊乱的情况（特别是抑郁症），该研究具体分析了3659位博士的精神状况，调查样本有很大的代表性。[①]

在心理异常中，情感障碍比较普遍，通常表现为抑郁发作和躁狂发作两种完全相反的临床状态。其中，焦虑症与抑郁性障碍比较常见，且消极影响较大。当代社会，焦虑症、抑郁症等情感障碍似乎有蔓延之势，常有某某名人因为长期受抑郁症或焦虑症困扰而选择轻生的报道。高校内，大学生因为学习压力、就业压力、恋爱问题等原因引发情感障

①　百家号：《32%博士有患精神病风险，尤其是抑郁症》，百度网，2017年12月17日。

碍的人数也不是很少，每个学校每年总有学生因为情感障碍被迫休学或退学。据笔者调查，一所约2万在校生的本科学校，每学年这种情形不下10例。无论是对家庭还是对社会，大学生都是一个非常重要的角色，肩负着重要的责任，也承受着各方的关注。如果这个群体中有一个不算很小比例的群体出现心理异常、情感障碍，其不良影响不可不重视，通过何种方法去引导他们走出困境，或者通过何种有效的治疗方法去治愈那些情感障碍比较严重的高校学生，以及如何有效地防患于未然，是一个重要而又紧迫的课题。

表 1-1 某普通高校2017级新生心理健康普查情况反馈表

普查负责部门	学生工作部 心理健康教育中心			
普查时间	施测时间	10月23—30日	回访时间	11月1—16日
具体普查形式	1. 纸笔测试　2. 电脑网络√　3. 其他			
新生总数	4268人			
施测工具：SCL-90	量表有效施测人数：4256人		具体施测时间 10月23—30日	
SCL-90的筛查人数、筛查率	全校共筛查601人 筛查标准：任一因子分≥3，或总分≥200分，或15题≥2分			
维度	躯体化	强迫	敌对性	人际敏感	焦虑
人数、筛查率	23人，0.59%	244，5.73%	90，2.11%	180，4.23%	82，1.93%
维度	恐怖	抑郁	偏执	精神病性	其他
人数、筛查率	72人，1.69%	83，1.95%	72，1.69%	46，1.08%	54，1.27%

（二）智能手机时代青年学生情感心理新特征

我们在2018年3—6月，分线上线下开展了一场大范围的大学生情感心理调查研究，采取随机抽样的办法，共计3386名不同地域、不同高校、不同专业、不同年级的被试参与了问卷调查，被试具体分布情况如下：文科（46.43%）、理科（28.85%）、工科（15.48%）和艺体（9.24%）专业，年级涵盖大一（13.7%）、大二（39.31%）、大三（33.4%）、大四（4.43%）和已经毕业（9.16%），其中男生1113人（32.87%）、女生2273人（67.13%），生源地涵盖省会和沿海大城市（12.88%）、地级市

（21.32%）、县级市和县城（34.94%）、乡村（30.86%）。问卷共有20道情感心理问答题，其中部分问题与互联网、手机关系密切，调查结果分析显示学生的情感心理具有明显的时代特征：有约54%认同"喜欢平躺在沙发上看电视或者玩手机"；约35%认同"每天早上醒来后，先看手机，并且一看就是几十分钟，或者1小时以上"，具体情况见图1-1。

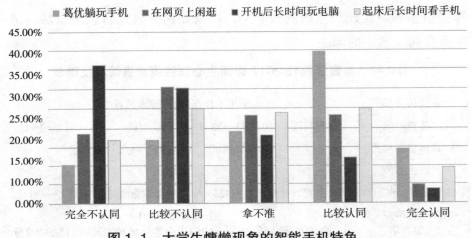

图1-1　大学生慵懒现象的智能手机特色

　　智能手机时代，青年学生是最大的手机使用群体，对手机的依赖性也很强，不少学生有手机上瘾的倾向。而相关深度研究并不多，亟须补充这方面的实证分析和理论探讨。

（三）大学生对于情感教育的浓厚兴趣

　　应对学校教学管理部门和学生工作部门的情况反映，本研究针对高校学生的情感心理特点及情感需求开设了一门通识教育课程——情感心理学，探秘花样年华的情感纠结。此课程开设五个年头（九个学期），选课学生期期爆满，曾经有一期，原计划开课人数90人，结果有120多人选课。教学备受青年学生欢迎，课堂气氛活跃，课后探讨也很热心。学生的热心和兴趣推动老师的深入研究。

二、国内外情绪、情感相关研究基础

（一）相关理论研究综述

有关情绪情感的研究已经很多，相关著述也很丰富，如苏联的雅科布松《情感心理学》（黑龙江人民出版社，1997），A.H. 鲁克《情绪与个性》（李师钊译，上海人民出版社，1987），美国的 K.T. 斯托曼《情绪心理学》（张燕云译，辽宁人民出版社，1986）。不过苏联心理学家的著作打上了深刻的苏联社会主义时代烙印，书中的价值观和具体案例与当代中国的距离有些遥远，适应性不强；欧美国家的心理学著作中往往罗列很多观点却无定论，让中国读者感到费力；斯托曼（Strongman K.T.）获得新西兰国籍后，改版了《情绪心理学》①，增加了一些生活中的实例，书中还加入了成书前几年产生的一些新的研究内容，比如对情绪研究的后现代主义研究趋向、情绪文化理论的新发展以及长期以来哲学家们一直在探讨的情绪在道德秩序中的作用，但该书读起来还是有些晦涩，这也许与翻译的效果有关。

国内学者的相关著作也不少，如吴珂《情感教育》（中国社会科学出版社，2012）、张殿国《情绪的控制与调节》（上海人民出版社，1985）、孔维民《情感心理学新论》（吉林人民出版社，2007.8）。国内相关著作主要是介绍国外研究成果，自己的独创性很少。蒙培元《情感与理性》（中国社会科学出版社，2002.12）主要从中国传统哲学思想分析情感问题，认为"儒家经典不仅将情感视为生命中最重要的问题，两千年来讨论不止，而且提到很高的层次，成为整个儒学的核心内容"②。也有学者针对情感障碍的治疗方法与途径开展了临床研究，如：董桂玉、李秋霞《双相情感障碍治疗中抗抑郁药物的临床应用评价》（2017），黄悦琦、洪武等《中国双相情感障碍不同躁狂发作亚型危险因素的现况调查》

---

① [新西兰]斯托曼著：《情绪心理学——从日常生活到理论（第五版）》，王力译，中国轻工业出版社2006年版。

② 蒙培元：《情感与理性》，中国社会科学出版社2002年版，自序第1页。

（2015），林小容、林崇光等《正念认知干预对双相情感障碍患者心理健康状况及生活质量的影响》（2019）。

总的来说，针对青年学生开展并且具有本土特色、有创意的情感心理研究成果并不多。

（二）关键概念的讨论

1. 情绪、情感的基本含义

情绪、情感，在人们的交谈中经常出现，人们使用起来不困难，理解起来也分歧不大，但在心理学科中，关于情绪、情感的概念却是众说纷纭。在心理现象构成体系中，情绪、情感属于心理过程，它以过程的形式存在，要经历发生、发展和结束的不同阶段，是一个不稳定的动态过程。在古汉语中，最先只单用一个"情"字，到南北朝以后，才出现"情绪"两字连用。绪是丝端的意思，情绪表示感情多端如丝有序。"剪不断，理还乱"，就是把情绪、情感比作思绪的生动描写。情绪概念的模糊和不确定性首先表现在情绪与情感的关系上。受苏联心理学研究的影响，许多心理学专著指出，情绪是对生理需要是否得到满足的态度体验；情感是对社会需要是否得到满足而产生的态度体验。而西方许多心理学著作把二者等同起来[1]，如 K.T. 斯托曼："情绪是情感；是与身体各部位的变化有关的身体状态；是明显的或细微的行为，它发生在特定的情境之中。"[2]

孔维民在《情感心理学新论》中，罗列了一些有代表性的情绪、情感定义[3]：

《简明牛津英语词典》：情绪是一种不同于认知和意志的精神上的感情。

德雷弗（1952）："情绪是由身体各部分发生变化而带来的有机体复杂的状态。"

阿洛德（1960）："情绪是对趋向知觉为有益的、离开知觉为有害的

---

[1] 骆正：《情绪控制的理论与方法》，光明日报出版社1989年版，第1页。

[2] [美国] K.T. 斯托曼：《情绪心理学》，张燕云译，辽宁人民出版社1986年版，第2页。

[3] 孔维民：《情感心理学新论》，吉林人民出版社2007年版，第2页。

东西的一种体验倾向。这种体验为一种响应的接近或退避的生理变化模式所伴随。这种模式在不同的情绪中是不同的。”

杨扬（1973）：情绪起源于心理状态的感情过程的激烈扰乱，它同时显示平滑肌、腺体和总体行为的身体变化。

利珀（1973）坚持主张：情绪是一种具有动机和知觉的积极力量，它组织、维持和指导行为。

拉扎勒斯（1985）：“情绪是来自正在进行着的环境中好的或不好的信息的生理心理反应的组织，它依赖于短时的或持续的评价。”

朱智贤《心理学大词典》：“情绪，广义的包括情感，是人对客观事物的态度体验。狭义的指有机体受到生活环境的刺激时，生物需要是否获得满足而产生的暂时性的较剧烈的态度及其体验。”[①]

在现行的《心理学》教材中，一般把情绪、情感相提并论，但也有对比和区分。人类在认识外界事物时，会产生喜与悲、乐与苦、爱与恨等主观体验。我们把人对客观事物的态度体验及相应的行为反应，称之为情绪情感。情绪的构成包括三个层面。众多的情绪研究者们大都从三个方面来考察和定义情绪：在认知层面上的主观体验，在生理层面上的生理唤醒，在表达层面上的外部行为。当情绪产生时，这三个层面共同活动，构成一个完整的情绪体验过程。

第一，主观体验。情绪的主观体验是人的一种自我觉察，即大脑的一种感受状态。人有许多主观感受，如喜、怒、哀、乐、爱、惧、恨等。人们对不同事物的态度会产生不同的感受。人对自己、对他人、对事物都会产生一定的态度，如对朋友遭遇的同情，对敌人凶暴的仇恨，事业成功的欢乐，考试失败的悲伤。这些主观体验只有个人内心才能真正感受到或意识到，如我知道“我很高兴”，我意识到“我很痛苦”，我感受到“我很内疚”，等等。

第二，生理唤醒。人在情绪反应时，常常会伴随着一定的生理唤醒。如激动时血压升高；愤怒时浑身发抖；紧张时心跳加快；害羞时满

---

① 朱智贤：《心理学大词典》，北京师范大学出版社1989年版，第503页。

脸通红。脉搏加快、肌肉紧张、血压升高及血流加快等生理指数，是一种内部的生理反应过程，常常是伴随不同情绪产生的。

第三，外部行为。在情绪产生时，人们还会出现一些外部反应过程，这一过程也是情绪的表达过程。如人悲伤时会痛哭流涕，激动时会手舞足蹈，高兴时会开怀大笑。情绪所伴随出现的这些相应的身体姿态和面部表情，就是情绪的外部行为。它经常成为人们判断和推测情绪的外部指标。但由于人类心理的复杂性，有时人们的外部行为会出现与主观体验不一致的现象。比如，在一大群人面前演讲时，明明心里非常紧张，还要做出镇定自若的样子。

主观体验、生理唤醒和外部行为作为情绪的三个组成部分，在评定情绪时缺一不可，只有三者同时活动，同时存在，才能构成一个完整的情绪体验过程。例如，当一个人佯装愤怒时，他只有愤怒的外在行为，却没有真正的内在主观体验和生理唤醒，因而也就称不上有真正的情绪过程。因此，情绪必须是上述三方面同时存在，并且有一一对应的关系，一旦出现不对应，便无法确定真正的情绪是什么。这也正是情绪研究的复杂性，以及对情绪下定义的困难所在。

苏联学者对情绪情感的定义是：情绪和情感是人对客观事物是否符合自己的需要而产生的主观态度的体验。总是指向现实中的某一客体。

情绪（emotion）是指有机体受到生活环境的刺激时，生理需要是否得到满足而产生的暂时性的较剧烈的态度及其体验。

情感（feeling）是和人的社会性需要相联系的一种稳定态度体验。

2. 情绪与情感的区别

在现实生活中，情绪情感是紧密联系在一起的，但二者却存在着一些差异。

（1）从需要的角度看差异

情绪更多的是与人的物质或生理需要相联系的态度体验。如当人们满足了饥渴需要时会感到高兴，当人们的生命安全受到威胁时会感到恐惧，这些都是人的情绪反应。情感更多地与人的精神或社会需要相联系。如友谊感的产生是由于我们的交往需要得到了满足,当人们获得成功时会产生成就感。友谊感和成就感就是情感。

（2）从发生早晚的角度看差异

从发展的角度来看,情绪发生早,情感产生晚。人出生时会有情绪反应,但没有情感。情绪是人与动物所共有的,而情感是人所特有的,它是随着人的年龄增长而逐渐发展起来的。如人刚生下来时,并没有道德感、成就感和美感等,这些情感反应是随着儿童的社会化过程而逐渐形成的。

（3）从反应特点看差异

情绪与情感的反应特点不同。情绪具有情境性、激动性、暂时性、表浅性与外显性,如当我们遇到危险时会极度恐惧,但危险过后恐惧会消失。情感具有稳定性、持久性、深刻性、内隐性,如大多数人不论遇到什么挫折,其民族自尊心不会轻易改变。父辈对下一代殷切的期望、深沉的爱都体现了情感的深刻性与内隐性。

实际上,情绪和情感既有区别又有联系,它们总是彼此依存,相互交融在一起。稳定的情感是在情绪的基础上形成起来的,同时又通过情绪反应得以表达,因此离开情绪的情感是不存在的。而情绪的变化也往往反映了情感的深度,而且在情绪变化的过程中,常常饱含着情感。

3.情绪、情感的表达

（1）表情

表情是情绪表达的一种方式,也是人们交往的一种手段。人们除了言语交往之外,还有非言语交往,如表情。在人类交往过程中,言语与表情经常是相互配合的。同是一句话,配以不同的表情,会使人产生完全不同的理解。所谓的"言外之意""弦外之音"就更多地依赖于表情的作用。而且,表情比言语更能显示情绪的真实性。有时人们能够运用言语来掩饰和否定其情绪体验,但是表情则往往掩饰不住内心的体验。情绪作为一种内心体验,一旦产生,通常会伴随相应的非言语行为,如面部表情和身体姿势等。一些心理学家在研究人类交往活动中的信息表达时发现,表情起到了重要的作用。

（2）表情的种类

表情可以分为三类：面部表情、身段表情和语调表情。

第一，面部表情。面部表情是由面部肌肉和腺体变化来表现情绪的，是由眉、眼、鼻、嘴的不同组合构成的。如眉开眼笑、怒目而视、愁眉苦脸、面红耳赤、泪流满面等。面部表情是人类的基本沟通方式，也是情绪表达的基本方式。面部表情有泛文化性，同一种面部表情会被不同文化背景下的人们共同承认和使用，以表达相同的情绪体验。心理学家们经过研究发现，有七种表情是世界上各民族的人都能认出的，它们是快乐、惊讶、生气、厌恶、害怕、悲伤和轻视（见图1-2）。研究者发现，不同文化背景的人们都能精确辨认这七种基本表情，5岁的孩子在辨认表情的精确度上便等同于成人了。面部表情识别的研究还发现，最容易辨认的表情是快乐、痛苦，较难辨认的是恐惧、悲哀，最难辨认的是怀疑、怜悯。一般来说，情绪成分越复杂，表情越难辨认。

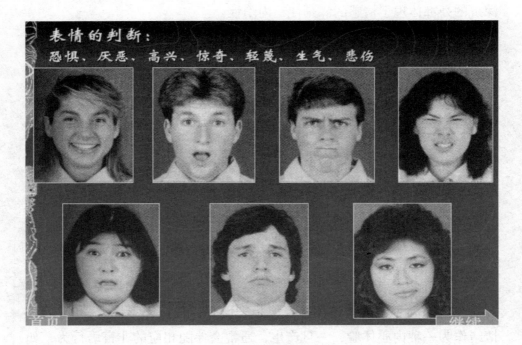

图1-2　七种脸部基本表情

第二，身段表情。身段表情是由人的身体姿态、动作变化来表达情绪的。如高兴时手舞足蹈，悲痛时捶胸顿足，成功时趾高气扬，失败时垂头丧气，紧张时坐立不安，献媚时卑躬屈膝等。身段表情具有跨文化性，并受不同文化的影响。研究表明，手势表情是通过学习获得的。在不同的文化中，同一手势所代表的含义可能截然不同。如竖起大拇指在许多文化中是表示夸奖的意思，但在希腊却有侮辱他人的意思。手势表情具有丰富的内涵，但隐蔽性也最小。弗洛伊德曾描述过手势表情："凡人皆无法隐瞒私情，尽管他的嘴可以保持缄默，但他的手指却会多嘴多舌。"

第三，语调表情。语调表情是通过声调、节奏变化来表达情绪的，也是一种副语言现象，如言语中语音的高低、强弱、抑扬顿挫等。例如人们惊恐时尖叫；悲哀时声调低沉，节奏缓慢；气愤时声高，节奏变快；爱慕时语调柔软且有节奏。

总之，面部表情、身段姿态和语调变化成为情绪的有效表达方式，它们经常相互配合，更加准确或复杂地表达不同的情绪。

4. 情绪情感的功能

在人类生活中，情绪情感具有重要的作用。

（1）情绪情感的动机功能

情绪与动机的关系十分密切，主要体现在两个方面。

情绪具有激励作用，情绪能够以一种与生理性动机或社会性动机相同的方式激发和引导行为，有时我们会努力去做某件事，只因为这件事能够给我们带来愉快与喜悦。从情绪的动力性特征看，分为积极增力的情绪和消极减力的情绪。快乐、热爱、自信等积极增力的情绪会提高人们的活动能力，而恐惧、痛苦、自卑等消极减力的情绪则会降低人们活动的积极性。有些情绪同时兼具增力与减力两种动力性质，如悲痛可以使人消沉，也可以使人化悲痛为力量。

情绪被视为动机的指标，情绪也可能与动机引发的行为同时出现，情绪的表达能够直接反映个体内在动机的强度与方向。所以，情绪也被视为动机潜力分析的指标，即对动机的认识可以通过对情绪的辨别与分析来实现。动机潜力是在具有挑战性环境下所表现出来的行为变化能力。例如，当个体面对一个危险的情境时，动机潜力会发生作用，促使个体做出应激的行为。对这个动机潜力的分析可以由对情绪的分析获得。当面对应激场面时，个体的情绪会发生生理的、体验的以及行为的三方面的变化，这些变化会告诉我们个体在应激场合动机潜力的方向和强度。当面临危险时，有的人头脑清晰，沉着冷静地离开；而有些人则惊慌失措，浑身发抖，不能有效地逃离现场。这些情绪指标可以反映出人们动机潜能的个体差异。

（2）情绪情感的调控功能

情绪情感对于人们的认知过程具有影响作用，有积极作用，也有消极作用。大量研究表明：适当的情绪情感对人的认知活动具有积极的组织功能，而不当的情绪情感对人的认知活动具有消极的瓦解功能。

促进功能。良好的情绪情感会提高大脑活动的效率，提高认知操作的速度与质量。耶尔克斯－多德森定律说明了情绪与认知操作效率的关系，不同情绪水平与不同难度的操作任务有相关关系。如图1-3所示，不同难度的任务，需要不同的情绪唤醒的最佳水平。在困难复杂的工作中，低水平的情绪有助于保持最佳的操作效果；在中等难度的任务中，中等情绪水平是最佳操作效果的条件；在简单工作中，高情绪唤醒水平是保证工作效率的条件。总之，活动任务越复杂，情绪的最佳唤醒水平也越低。我们了解了情绪与操作效率之间的关系，就能更好地把握情绪状态，使情绪成为我们认知操作活动的促进力量。

瓦解作用。情绪对认知操作的消极影响，主要体现在不良情绪对认知活动功能的瓦解上。一些消极情绪，如恐惧、悲哀、愤怒等，会干扰或抑制认知功能。恐惧情绪越强，对认知操作的破坏就越大。考试焦虑就是一个典型例子，考试压力越大，考生考砸的可能性

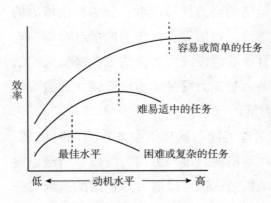

图1-3 耶尔克斯—多德森定律

越大。一般来说，中等程度的紧张是考试的最佳情绪状态，过于松弛或极度紧张都会瓦解学生的认知功能，不利于考生正常水平的发挥。当一个人悲哀时，会影响到他的工作或学习状态，导致注意力不集中，易分神，思维流畅性降低等。

由此可见，情绪的调控功能是非常重要的。情绪的好坏与唤醒水平会影响到人们的认知操作效能。

（3）情绪情感的健康功能

人对社会的适应是通过调节情绪来进行的，情绪调控的好坏会直接影响到身心健康。常听人们叹息"人生苦短"，在一般人的情绪生活中，常是苦多于乐。在喜怒哀乐爱惧恨中，正面情绪占3/7，反面情绪占4/7。情绪对健康的影响作用是众所周知的。积极的情绪有助于身心健康，消极的情绪会引起人的各种疾病。我国古代医书《黄帝内经》中就有"怒伤肝，喜伤心，思伤脾，忧伤肺，恐伤肾"的记载。有许多心因性疾病与人的情绪失调有关，如溃疡、偏头痛、高血压、哮喘、月经失调等。有些人患癌症也与长期心情压抑有关。一项长达30年的关于情绪与健康关系的追踪研究发现，年轻时性情压抑、焦虑和愤怒的人患结核病、心脏病和癌症的比例是性情沉稳的人的4倍。所以，积极而正常的情绪体验是保持心理平衡与身体健康的条件。曾有人说过，"一个小丑进城胜过一打医生"，就非常形象地说明了情绪对人身体健康的影响。

（4）情绪情感的信号功能

情绪是人们社会交往中的一种心理表现形式。情绪的外部表现是表情，表情具有信号传递作用，属于一种非言语性交际。人们可以凭借一定的表情来传递情感信息和思想愿望。心理学家研究了英语使用者的交往现象后发现，在日常生活中，55%的信息是靠非言语表情传递的，38%的信息是靠言语表情传递的，只有7%的信息才是靠言语传递的。表情是比言语产生更早的心理现象，在婴儿不会说话之前，主要是靠表情来与他人交流的。表情比语言更具生动性、表现力、神秘性和敏感性。特别是在言语信息暖昧不清时，表情往往具有补充作用，人们可以通过表情准确而微妙地表达自己的思想感情，也可以通过表情去辨认对方的态度和内心世界。所以，表情作为情感交流的一种方式，它被视为人际关系的纽带。①

5. 情绪的分级、分类

"情绪"（emotion）由评价、兴趣和表情构成。评价（evaluation）就是把事物判定为好的和坏的，表情（emotional expression）是把愉快或不愉快的情绪表达出来，兴趣（interest）是对事物进行评价的根据和标准。兴趣（interest）还有一层含义是利益，也就是评价者与评价对象之间的利害关系。

（1）情绪的分级

第一级情绪：快感度。

情绪首先分为愉快和不愉快两极，也称积极情绪和消极情绪。愉快源于好的评价，不愉快源于不好的评价。

凡是好的东西，人们就会想得到；凡是不好的东西，人们就会想避开。因此，愉快和不愉快的情绪总是伴随着"趋"和"避"或接近和回避的行为。

评价的依据是兴趣。一个人如果兴趣广泛，好的评价就会比较多，愉快的时候也会比较多；如果兴趣狭窄，好的评价就会比较少，愉快的时候也会比较少。

愉快就是快乐和高兴，不愉快就是痛苦和不高兴，它们是第一级的情绪，常常被当作情绪的一个维度，即快感度。

人在快乐的时候情绪高涨、活动增多、思维敏捷、兴趣增强、自我感觉良好、充满活力，而在痛苦的时候情绪低落、活动减少、反应迟钝、兴趣减退、自我评价下降、失去活力。

第二级情感：四种原始情绪。

在第一级情绪的基础上，人们根据自己的能力或对自身能力的主观评价，进一步把好的事物分为"可以得到的"和"得不到的"，把坏的事物分为"可以排除的"和"排除不了的"，从而产生四种第二级的情绪：

---

① 彩虹兵：《情绪情感的定义》，豆丁文库，2019年11月4日。

快乐（joy）、悲哀（sorrow）、愤怒（anger）、恐惧（fear）。可以得到的好的事物令人快乐，得不到的好的事物令人悲哀，可以排除的坏的事物引起愤怒，排除不了的坏的事物引起恐惧。

可以得到意味着最终一定能够得到，得到心爱之物使人产生快乐，因此，快乐通常被定义为"愿望得到满足而产生的情绪体验"。得不到意味着即使暂时得到也会得而复失，因此，悲哀的传统定义是"失去心爱之物而产生的情绪体验"。愤怒的定义是"愿望得不到满足或行动受到挫折而产生的情绪"。愿望得不到满足和行动受到挫折是因为存在着某种阻碍，这种阻碍对个体来说是坏的，必须采取措施予以排除，常用的措施是攻击和破坏。恐惧是遭遇威胁或危险的事物而产生的情绪。危险是坏的东西，而且较难排除，所以只好采取逃跑和躲避等措施。总之，满足引起快乐，丧失引起悲哀，挫折引起愤怒，遭遇引起恐惧。

快乐、悲哀、愤怒、恐惧常常被称为"基本情绪"或"原始情绪"（primary emotions），而"原始"的意思就是"第一级"。其实，愉快和不愉快才是第一级的（primary）情绪，而快乐、悲哀、愤怒、恐惧是第二级的（secondary）情绪。

严格地讲，快乐并不是第二级的情绪，而是第一级的情绪。快乐一般发生在活动结束之时，因此，悲哀、愤怒和恐惧都可以转化为快乐或痛苦。快乐也可以发生在个体能够预见到活动的结果时，这时候，快乐和痛苦就会渗透到悲哀、愤怒和恐惧中去。快乐之所以被许多人当作第二级的情绪，是因为快乐与"可以得到的好的事物"所引起的情绪在表面上有许多相似之处。美国心理学家吴伟士称这种情绪为"决心"（determine），其实，"决心"不是一个用来表示情绪的词，正确的名称应该是"兴奋"（excitement）或"焦虑"（anxiety）。"可以得到"不等于立即就能得到，也许需要一番努力，这会给当事人造成精神压力，从而产生焦虑情绪。

悲哀和痛苦也是不容易区分的，在精神病理学中统称为"抑郁"（depression）。如上所述，丧失引起悲哀，表现为哭。达尔文认为，哭是一种求助行为。通过求助，人们可以得到别人的帮助，使失去的东西失而复得或得到其他方面的补偿。这说明，悲哀是一种"积极"的情绪，是解决问题的一种方法。而痛苦是坏的事物或负性评价引起的，它使人逃避、退缩和压抑，产生绝望，从而放弃一切努力，而不是想方设法去解决问题。

这就是说，四种基本情绪应该是焦虑、抑郁、愤怒、恐惧。压力引起焦虑，丧失引起抑郁，挫折引起愤怒，遭遇引起恐惧。压力和焦虑使人进取，丧失和抑郁（指悲哀）使人求助、被动接受或等待观望，挫折和愤怒引起的攻击和破坏行为有助于排除阻碍，遭遇和恐惧引起的逃跑和躲避行为使人远离危险。

（2）情绪的基本形式

情绪本身是非常复杂的，因此要对情绪进行准确的分类就显得尤为困难。许多研究者对此进行了长期的探索，其中有两种分类方法颇具代表性。

人们在生活中经常说到"七情六欲"，这是中国古人对情绪形式的基本分类。《礼记》中的"七情"是指：喜、怒、哀、惧、爱、恶、欲，情是喜怒哀乐的情感表现或心理活动，而欲是七情之一，"七情"生而知之，弗学而能；中医中的七种情志是：喜、怒、忧、思、悲、恐、惊，这七种情志激动过度，就可能导致阴阳失调、气血不周而引发各种疾病；佛家的七种情愫是指：喜、怒、忧、惧、爱、憎、欲，把欲放在七情之末。不同说法的"七情"都包含"喜、怒、哀（或悲，或忧），惧（或恐）"，这也与西方的四种原始的情绪形式不谋而合：快乐、愤怒、悲哀、恐惧。

与"七情"相提并论的是"六欲"，在儒家和佛家思想中，"欲"都是"七情"之一。六欲是泛指人的生理需求或欲望，人要生存，怕死亡，要活得有滋有味，有声有色，于是嘴要吃，舌要尝，眼要观，耳要听，鼻要闻，这些欲望与生俱来，不用人教就会。《吕氏春秋·贵生》首提六欲："所谓全生者，六欲皆得其宜者。"东汉哲人高诱："六欲，生、死、耳、目、口、鼻也。"佛说六识"眼、耳、鼻、舌、身、意"产生六尘"色、声、香、味、触、法"。六欲（《大智度论》卷二记）：凡夫对异性所具有之六种欲望，也就是现代人常说的"情欲"：色欲、形貌欲、威仪欲、言语音声欲、细滑欲、人相欲；或指眼、耳、鼻、舌、身、意等六欲，即见欲、听欲、香欲、味欲、触欲、意欲。

西方近代心理学把人类情绪分出四种基本形式：快乐、愤怒、恐惧和悲哀。快乐是一种追求并达到目的时所产生的满足体验。它是具有正性享乐色调的情绪，具有较高的享乐性和确定性，使人产生超越感、自由感和接纳感。愤怒是由于受到干扰而使人不能达到目标时所产生的体验。当人们意识到某些不合理的或充满恶意的因素存在时，愤怒会骤然发生。恐惧是企图摆脱、逃避某种危险情景时所产生的体验。引起恐惧的重要原因是缺乏处理可怕情景的能力与手段。悲哀是在失去心爱的对象或愿望破灭、理想不能实现时所产生的体验。悲哀情绪体验的程度取决于对象、愿望、理想的重要性与价值。在以上四种基本情绪之上，可以派生出众多的复杂情绪，如厌恶、羞耻、悔恨、嫉妒、喜欢、同情等。

（3）情绪状态

依据情绪发生的强度、速度、紧张度、持续性等指标，可将情绪分为心境、激情和应激。

心境。心境是一种具有感染性的、比较平稳而持久的情绪状态。当人处于某种心境时，会以同样的情绪体验看待周围事物。如人伤感时，会见花落泪，对月伤怀。心境体现了"忧者见之则忧，喜者见之则喜"的弥散性特点。平稳的心境可持续几个小时、几周或几个月，甚至一年以上。

激情。激情是一种爆发快、强烈而短暂的情绪体验。如在突如其来的外在刺激作用下，人会产生勃然大怒、暴跳如雷、欣喜若狂等情绪反应。在这样的激情状态下，人的外部行为表现比较明显，生理的唤醒程度也较高，因而很容易失去理智，甚至作出不顾一切的鲁莽行为。因此，在激情状态下，要注意调控自己的情绪，以避免冲动性行为。

应激。应激是指在意外的紧急情况下所产生的适应性反应。当人面临危险或突发事件时，人的身心会处于高度紧张状态，引发一系列生理反应，如肌肉紧张、心率加快、呼吸变快、血压升高、血糖增高等。例如，当遭遇歹徒抢劫时，人就可能会产生上述的生理反应，从而积聚力量以进行反抗。但应激的状态不能维持过久，因为这样很消耗人的体力和心理能量。若长时间处于应激状态，可能导致适应性疾病的发生。

（4）情感的种类

情感是与社会性需要相联系的高级的主观体验。

道德感。道德感是根据一定社会的道德标准，对人的思想、行为作出评价时所产生的情感体验。当自己或他人的言行符合道德规范时，对己会产生自豪、自慰等情感，对他人会产生敬佩、羡慕、尊重等情感；当自己或他人的言行不符合道德规范时，对己会产生自责、内疚等情感，对他人会产生厌恶、憎恨等情感。

理智感。理智感是在认知活动中，人们认识、评价事物时所产生的情绪体验。如发现问题时的惊奇感、分析问题时的怀疑感、解决问题后的愉快感、对认识成果的坚信感，等等。理智感常常与智力的愉悦感相联系。

美感。美感是根据一定的审美标准评价事物时所产生的情感体验。它是人对自然和社会生活的一种美的体验。如对优美的自然风景的欣赏，对良好社会品行的赞美。美感的产生受思想内容及个人审美标准的制约，丑陋的内涵冠以漂亮的外表，也无法使品德高尚的人产生美感。而且，不同人的审美标准不同，也会使不同个体的美感产生差异。

常见的社会情感还有幸福感、成就感等。

第二章　情绪情感的生理机制

情感是人脑的一种特殊机能，深入探索情感的生理机制，揭开情感的神秘面纱，为实现人工情感奠定基础，是情感理论必须完成的任务。

一、情绪情感生理机制的相关学说

关于情感或情绪的生理机制，主要有五种理论。

（一）"詹姆士—兰格情绪学说"

情绪只是机体变化所引起的机体感觉的总和。1884年，美国心理学家威廉·詹姆士提出，情绪是人对身体变化的感知。1885年，丹麦生理学家兰格指出，情绪是一种内脏反应。合言之，情绪与植物性神经系统的外周变化（包括内脏器官的变化）密切相关。詹姆士说："我们悲伤，是因为我们哭泣；我们恐惧，是因为我们战栗；我们高兴，是因为我们发笑。"这种理论颠倒了情绪产生的内在根据与外部表现的关系。当然，因为情绪反应快速、强烈，有时其反应速度快于理性思考，从这个角度来说，詹姆士—兰格的理论并非毫无根据，一无是处。

一般常识："我颤抖是因为我害怕。"

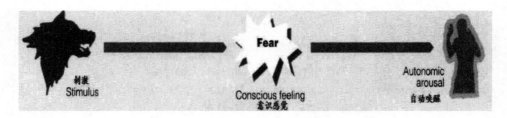

詹姆士—兰格："我害怕是因为我颤抖。"

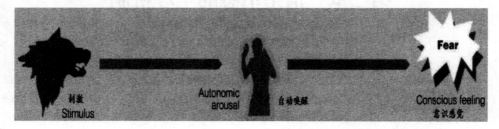

坎农—巴德："这个狗使我颤抖和感到害怕。"

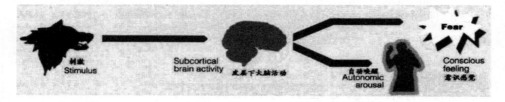

沙赫特："我认为我的颤抖和害怕是因为我意识到了这个情境的危险。"

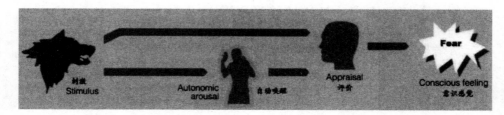

图2-1　几种古典情绪反应机制

（二）"大脑皮层说"

巴甫洛夫认为，大脑皮层的暂时联系系统的维持或破坏构成了积极的情感或消极的情感。他的条件反射实验证明，皮质下的神经节是重要的无条件反射或饮食、防御、性等本能中枢，它是动物机体的主要外部活动最宝贵的那部分……皮质下对大脑半球有正面的影响，是大脑半球的力量源泉。巴甫洛夫认为情绪反应力的根源是皮质下的活动。实验证明：皮质切除对情绪的三种主要作用：降低了情绪反应的域限——器官变得过度活跃；情绪反应毫无方向——极为泛化；改变了情绪的时间效应性——反常的突然开始或结束。大脑皮层在情感的产生中起着主导作用，它可以抑制皮层下中枢的兴奋，直接控制情感。然而，在切除大脑皮层后，人和动物的情绪反应仍然存在，这表明大脑皮层在情感的产生中并不起主导作用。

富尔顿1951年对黑猩猩进行额叶切除实验，额叶切除后，黑猩猩对无奖赏的消失表现出挫折性反应。近半实验证明，额叶切除降低了焦虑，但对重度焦虑症患者额叶切除手术，许多人术后显示智力损伤。这说明，人在情感体验时皮质活动是大脑半球的神经活动的主要因素，但大脑皮层具有多种综合功能。

（三）"中枢机制说"

1. "丘脑说"

丘脑在情绪的发生上起着最重要的作用。如果丘脑受伤，动物的情绪现象就会基本消失，如果大脑皮层割毁、丘脑完好，动物的情绪依然存在，这表明情绪反应是由丘脑释放出来的神经冲动所引起的。然而，同时切除大脑皮层和丘脑，怒的反应仍然存在，而只有当下丘脑被切除后，情绪反应才会完全消失，这表明情绪反应还与下丘脑有关。

2. "下丘脑说"

下丘脑在情绪的形成上起最重要的作用。实验表明，下丘脑的某些核团在各类情绪性和动机性行为中占据

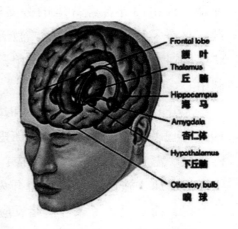

图2-2 丘脑示意图

关键地位，如果损坏下丘脑的背部，则怒的反应只能是片段的、不协调的；只有切除下丘脑结构后，情绪反应才会完全消失；在下丘脑、边缘系统及其附近部位存在着"奖励"和"惩罚"中枢，当刺激这些部位时就会产生愉快或不愉快的情绪。这种理论首次发现了"奖励"和"惩罚"中枢，从而找到了情绪方向的控制中心。

达赛尔·德·巴伦奈对动物进行切除皮质实验，切除皮质后（下丘脑和丘脑保持完好），动物对微小的刺激也表现出剧烈的愤怒，赫斯的实验表明，对下丘脑的电击引起愤怒，对下丘脑的破坏导致情绪行为的减少。

实验表明，皮层下结构在情绪中起着重要作用（切除、病例样本证明），皮层下结构的机能和投射极为复杂，以致总的模式变得非常混乱。皮层下结构在中枢神经系统中所处的位置越高，它在情绪中显得越重要，下丘脑和丘脑达到顶点。

（四）"情绪激活说"

该学说认为，脑干的网状结构在情绪构成中起着激活作用，它可以提高或降低脑的兴奋性，加强或抑制大脑对刺激的反应。当情绪产生时，一方面由下丘脑所管制的植物性神经系统发生兴奋，使机体的一些器官、腺体、肌肉等发生变化；另一方面从外周感官和内脏组织传来的冲动，经由内导神经纤维的旁支进入网状结构，在下丘脑被整合与扩散，兴奋了间脑的觉醒中枢，激活了大脑皮层。这种理论首次发现了网状结构对大脑各中枢的激活作用，从而找到了情绪大小（或强度）的控制中心。

部分心理学家认为，皮层和边缘系统是产生情绪情感的生理机制。1937年巴德和蒙卡斯切除动物新皮层，保留完整边缘系统，发现动物变得驯服、温和、缺乏情绪性反应；然后切除杏仁核和扣带回，引起了情绪性的增加。施瓦茨鲍姆1960年发现，杏仁核的损伤并未妨碍简单辨别的习得，而是阻止了条件情绪反应和去强化反应抑制的形成。受到这种损伤的动物对于强化条件的改变是相对的不太敏感。杏仁核和海马损伤后，情绪反应的暂时减少，为了引起通常的恐惧或愤怒则需要更为强烈的刺激；海马的损伤引起消极回避反应的减少和条件性情绪的减少。富尔顿1952年证明额－颞皮层的切除引起了大量与恐惧或愤怒有关的克吕弗－布西综合征，但不包括口欲和性亢奋。另有实验表明，切除扣带回，情绪反应性增高，恐惧和愤怒的域限降低；双侧扣带回的损伤引起直接和瞬时的情绪性增长——攻击性和凶猛性提高；隔区的大量实验均与回避行为有关。

（五）"外周机制说"

沃尔夫1947年的胃管观察实验发现，焦虑、逃避时，胃酸、胃蠕动，血流量减少；愤怒、怨恨时，胃机能增进。阿克斯1953年多导描记器发现，愤怒、恐惧时，舒张压、肌肉潜能、皮肤导电性增高，心率下降，愤怒状态比恐惧状态更明显。恐惧模式与肾上腺素注射后结果类似，愤怒模式与去甲肾上腺素注射后结果类似。

莱西1970年发现，由自主神经系统支配的器官对于情绪是十分重要的，由它们调节的各种现象能用唤醒的概念归纳之；心血管系统向中枢神经系统提供反馈，引起抑制性的电生理变化；切除皮质的猫，颈动脉的刺激将制止它的愤怒；剧烈情绪中的高血压和心动过速能制止内部骚动，而不是唤醒；在对情绪所做的任何生理学的考虑中，都不应忽略外周的作用。外周只是对一般唤醒的模糊反应，并且是在可能发生的反应定型中表现出一种极复杂的作用。

斯顿巴赫认为，所有病症都是心身相关。马尔观察准备考试的学生，发现"焦虑"组比"非焦虑"组有更多的盐酸分泌。布雷迪训练一只猴子点击另两只猴子作出反应，结果只有"执行操作的"猴子发生了溃疡；延续的焦虑引起胃酸的过多分泌。

（六）小结

我们能够确信脑干、丘脑、下丘脑、边缘系统，某种程度还有新皮质均卷入情绪之中；内分泌变化是重要的，外周起着一份作用，并且存在这部分的神经化学变化，但我们不能说出这些可能的机制是如何相互作用的。

二、情感反射

心理学指出，人类的一切认识源于条件反射和非条件反射。情感是人对价值关系的主观认识，同样源于条件反射或非条件反射，但是，它区别于一般意义的认识，为此，提出"情感反射"的概念。

情感反射：动物和人对于外界刺激产生某种否定或肯定的选择倾向性，称为情感反射。实现情感反射的神经通路叫情感反射弧，它包括六个部分：感受器、感觉神经元（传入神经元）、联络神经元（中间神经元）、情感判断与决策器、运动神经元（传出神经元）、效应器。情感反射可分为无条件情感反射和条件情感反射两大类。

（一）情感反射的分类

1. 无条件情感反射

无条件情感反射是先天的、不学而能的一种情感反射。这是一种简单的、无须附加任何条件的情感反射。例如，当人看见猛兽时，就会感到恐惧，表现为呼吸短促、心跳加快、血压升高。

2. 条件情感反射

条件情感反射是在生活中形成的、随条件而变化的情感反射。它是在一定条件下，无关刺激成为无条件刺激物的信号所引起的情感反射，是人在无条件情感反射的基础上，由后天的学习而获得的。例如，当人多次被狗咬以后，每当听到狗叫或见到类似狗的物体，他就会心惊胆战。

直接在无条件情感反射基础上建立起来的条件情感反射是最简单的条件情感反射，称为一级条件情感反射。在一级条件情感反射已经巩固以后，再使另一个无关刺激与这个条件刺激相结合，还可以形成第二级、第三级条件情感反射。非条件情感反射是最简单、最直接、最被动、最稳定的，一级条件情感反射较为复杂、间接、主动、多变。随着条件情感反射的级别上升，它所反映的事物越来越在时间、空间及逻辑上远离直接的价值目标，越来越具有更长远、更积极、更灵活、更深刻的价值目标，越来越具有预见性、主动性和创造性。

3. 关系情感反射

随着条件情感反射的不断发展，人不仅能对多个直接的、具体的价值刺激物所组成的复合刺激物建立条件情感反射，而且还能对各个价值刺激物之间的时间关系、空间关系和逻辑关系产生更复杂、更高级的条件情感反

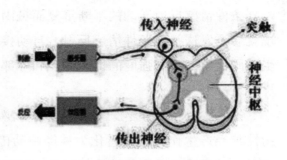

图2-3　情感反射示意图

射，从而对各种事物的价值关系系统产生概括性或抽象性反映，这就是关系情感反射。此时，人开始脱离价值刺激物直接的、具体的作用，形成高层次的概括性或抽象性情感。

（二）情感反射的生理机制

情感反射活动可以通过神经调节和体液调节（含激素调节）来共同完成，并以神经调节为主导控制。其中，体液调节适用于长期性、规律性情感，神经调节适用于短期性、随机性情感。

1. 无条件情感反射的生理机制

无条件刺激物的刺激信号在大脑皮层的相应区域产生一个兴奋灶，这个兴奋灶一方面自动接通与中枢边缘系统的"奖励"或"惩罚"区域的固定神经联系，使大脑产生愉快或不愉快的情绪体验；另一方面自动接通与网状结构的固定神经联系，使大脑产生不同强度的情绪体验；再一方面自动接通与脑神经、脊神经、内脏神经等周围神经系统的固定神经联系，以形成相应的内脏器官、血液循环系统、运动系统、内外分泌腺体、面部肌肉和五官的运动与变化，使人呈现出愉快或不愉快的外部表现，并对无条件刺激物实施一定的选择性（即趋向性或逃避性）反射行为。

2. 条件情感反射的生理机制

无关刺激信号在大脑皮层的相应区域产生一个兴奋灶，这个兴奋灶的兴奋冲动不断向周围扩散，并被某个或某几个较强的无条件情感反射的兴奋灶吸引，从而建立了与它们的暂时神经联系，这种暂时神经联系随着条件情感反射活动的不断重复而巩固下来。无关刺激信号的重新出现就会诱发这些无条件情感反射，自动接通相应的神经联系，使大脑产生不同性质、不同强度的情绪体验和外部表现，并对此实施一定的选择性反射行为。

各种体液和内分泌腺素从相应的分泌器官分泌出来后，对特定的植物性神经产生作用，并转化为神经冲动传送到大脑相应区域的兴奋灶，接通与边缘系统及网状结构的固定神经联系，使大脑产生特定的情感体验和情感反射行为。不同的体液（如血液、黏液、黄胆汁、黑胆汁等）和内分泌腺素（如甲状腺素、脑下垂体腺素、肾上腺素、副甲状腺素和性腺素等）具有不同的情感反射功能。例如，当人出现愤怒时，下丘脑垂体就会分泌出一种化学物质，它能够刺激血液循环的加速和肌肉的紧张，但这种物质的长期作用将会损害身体。

（三）情感的大小控制与方向控制

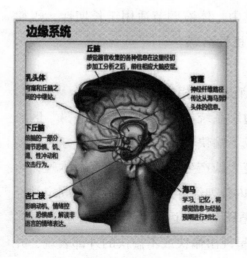

图2-4　边缘系统示意图

情感的大小和方向是两个最重要的参量，结合"下丘脑说"和"情绪激活说"可以看出：大脑中用以控制情感大小的生理组织是脑干的网状结构，用以控制情感方向的生理组织是大脑半球内侧的边缘系统。

网状结构：在脑干中存在着许多分散的、没有形成明显神经核的短轴突，纵横交错形成网状，这些互相连接成网状的神经元称为网状结构。它的功能有四个：①调节循环、呼吸、消化等功能；②促进和抑制肌肉的紧张度；③控制大脑的觉醒与睡眠，以维持大脑的清醒状态和形成知觉；④对传入进来的神经冲动进行有效的筛选。

边缘系统：大脑半球内侧面的边缘叶与附近的皮层以及有关的皮层下组织在结构和功能上都有着特殊的联系，共同构成一个完整的功能系统，称为边缘系统。它的功能在于使人产生愉快或痛苦、奖励或惩罚的情绪体验，并使机体作出逃避或趋近的行为、思维和生理反应。边缘系统为大脑皮层相应区域的感觉配上一副"有色眼镜"，使人的感觉带有情绪色彩，控制着大脑的兴奋性质。

（四）情感产生的源泉

情感的产生不是一个纯生理的现象，一定与社会环境有着密切的联系。许多心理状态、体验和动机，如焦躁、忠诚、崇敬、痛苦、狂欢、惊叹等均属于情感领域。情感产生的源泉是与人有着密切联系却不依赖于人而存在的现实世界。

1. 情感来源于人与现实世界的联系

情感反映的是人的生命活动与周围现实之间最本质的联系。人总是在一定道德观念和审美观点的社会中生活、发展；他与周围人处于多种多样的相互关系之中。当人对现实的情绪态度确定之后，情感态度就会成为人的个性特点。人在积极认识外部环境的同时，也在影响对现实世界的认识，在认识过程中会掺入自己的主观态度，表现为满足、高兴、苦恼等。

2. 情感显示个性特色

情感总与个性相联系：恐惧因胆怯，愤怒因血性。每一种情感体验都与个体的世界观、爱好、倾向性密切联系。一个人具体的情感特点、性质以及特殊属性与他人的差异取决于个人的气质、需求、对待现实的态度、经验。正如乌申斯基所说，无论什么——我们的言辞、思想、行为，都不能像我们的情感那样清晰、确切地反映我们自己和我们对待世界的态度。在我们的情感中可看到的并非个别的思想和个别决定的特点，而是我们心灵及其结构的全部内容的特点。

3. 情感的社会性

人的自然物质需要具有社会 - 历史性，如不同时期的"结婚三大件"（20世纪80年代的单车、手表、缝纫机；90年代的彩电、冰箱、洗衣机；21世纪的房子、车子、票子）具有明显时代特征。情感反映个体个性的同时，也反映周边的社会环境。情感作为一种稳定的情绪态度，其特点是不单单指向情感客体本身，而且扩展到与客体相关的一切方面，比如爱屋及乌。

4. 情感是可变的

心理过程的调节不仅以控制这一过程为前提，而且还以支配这一过程为前提。意志行为的本质就是行为过程有一个自觉的指向过程。至于情感，人本身是很难调节的；情感是很难激发和控制的，并非总能被人意识到。情感当中存在着人与现实之间活跃的、随条件而变的联系。在生活中占据重要位置的情感也可能消失，并且一旦消退，很难恢复。

三、情绪生理学研究方法

心理活动与生理现象密切相关，心理学家采用观察患者手术后的情绪情感行为，对动物进行条件反射实验、行为测量等方法研究情感心理的生理机制。

（一）生理心理学的三种基本研究方法

1. 手术后的行为观察

对某些因为意外事故导致神经系统的某些部位受到损伤的患者的情绪情感行为进行观察，可以推断相关神经系统部位与情绪情感的密切关系，在此基础上，心理生理学家进行动物实验，对狗、白鼠等动物神经系统的某些部位加以损伤，然后观察它在行为上产生的结果。损伤局限于某个部位或断面，也可能切除某部位。

2. 采用电或化学的刺激

因为损伤手术或切除手术的损害性太大，对人不能进行，除非是意外伤害，即使是对动物进行类似实验，也受到动物保护协会的抨击，且成本较大。对实验动物采用电击或化学刺激，能够部分弥补切除或损伤神经系统某些部位的不足，不过受伦理道德的限制，不宜对人体开展类似的实验。

3. 用诸如呼吸、心率等外周的生理测量去记录不断进行着的变化

在条件反射实验中，记录生理测量结果的变化。

（二）情绪的生理学研究中的行为测量方法

自变量往往是生理学的，自变量的变化总是作为行为的结果而发生的。步骤一：以动物作为被试，对其"典型"行为进行描述，如猫，惊呆、冲撞表示恐惧，猛烈甩尾、弓腰、冲撞、号叫、咬等表示狂怒，满足的呜呜声表示愉快。1953年，布雷迪和瑙达在动物实验中，总结了六种情绪性行为：触摸反抗、叫声、吃惊、逃跑、遗尿、遗便。步骤二：进行条件性情绪反应实验，对电击、化学刺激后动物的相应生理反应行为进行测量，分析测量结果，探索情绪的生理机制。

（三）行为测量的争议

行为测量的争议很大，争议理由首先是行为的观察是直观的、无控制的和带有主观判断性的，客观公正性不强，很难重复验证。其次，神经系统各部位之间的相互联系和明确的功能在各种属之间不同，在某种动物实验中得来的测量结果不一定适用于另一种动物，更不能简单应用于人类。

（四）机能定位说的困惑

机能定位说认为，大脑中某些固定的区域担负着固定的行为机能。然而，大脑中的某些区域可能是某种行为出现的必要条件，但非充分条件，行为反应上存在个体差异，一个特定的切除效果可能只在特定的条件下才明显，有证据表明，大脑作为整体活动，各个区域潜力均等。

第三章　情绪情感与其他心理现象的关系

　　每个心理现象都不是孤立的，都与其他心理现象有着这样那样的联系，共同构成一个有机的整体。心理现象包括短暂、强烈、动态的心理过程和相对稳定、持久、静态的个性心理，心理过程包括认知心理过程、情感心理过程、意志心理过程，个性心理包括个性心理倾向（需要、兴趣、动机等）和个性心理特征（气质、性格、能力等）。其实，介于二者之间还有心理状态，它没有心理过程强烈，变动不居，但也没有个性心理稳定、持久，比如专心致志、兴高采烈等心理状态。因为心理状态是一种过渡状态，一般心理学教材都未深入讲解，本书也从略。各个心理现象之间并非彼此孤立，而是密不可分的有机整体，情感心理在与认知、意志等心理过程，以及与个性心理之间相互影响、相互协调（见图3-1）。

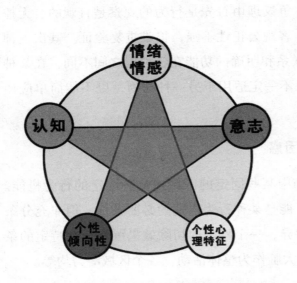

图 3-1　情绪情感与其他心理现象的关系图

一、情绪情感与其他心理过程的关系概述

心理过程是人的心理现象产生和发展的动态活动过程，它由认识过程、情感过程和意志过程所构成。

（一）认识过程与情感过程的相互关系

认识过程是人对客观事物的不同程度、不同水平、不同层次、不同方面的感知过程，也是感性认识到理性认识的发展过程。包括感觉、知觉、记忆、思维和想象等。影响认识过程的因素一般包括以下三个方面：认识对象本身的特点、认识活动的内容及活动的方式、认识主体的状态。其中认识主体的状态既有生理方面的，也有情感方面的。情绪情感过程中产生的喜、怒、哀、乐、爱、恶等情感体验或积极或消极地影响认知效果。比如注意品质中的稳定性，主体心情平和时，稳定性就好；反之，心浮气躁时，稳定性就不好。注意的分配和转移的数量及速度，都与个体的情绪情感状态密切相关。感觉中的感受性、知觉中的理解性和选择性，随着情绪情感的变化，出现较大的波动。认知同一事物时，可以得出不同的结果，既与视角不同有关，也与不同的情感有关。在社会知觉中，情绪情感明显影响知觉偏差，比如晕轮效应、刻板效应带有明显的情感印记。在记忆的编码阶段，特定的情境因素、情感因素，有利于记忆材料的有序保存，在记忆提取阶段，也因为情感的唤醒有利于有效提取材料。在思维过程中存在急中生智和忙中出乱等现象，也就是说，积极的情绪状态能促成创造思维，而消极的情绪状态则会抑制解决问题的能力。

认知过程也反过来影响情绪情感。认知过程通过形象或者概念来反映客观事物，而情绪情感通过体验来反映客观事物。情绪情感会影响人的认知过程，而人对事物的不同认知也会影响情绪情感。个体对客观事物的体验建立在对客观事物的认识基础上，伴随着认识活动而形成各种态度。对客观事物认识得越深刻越全面，个体对认识对象的情感就越强烈，或喜或悲，或怒或惧。

（二）意志过程与情感过程的相互关系

意志过程是指人们在认识的基础上，在情感的推动下，根据事物发生发展的规律性，自觉地确定目的、制订计划、调节行动、克服困难、实现目标，使客观事物向着符合我们需要的方向发展的心理过程。意志具有组织和调节的功能，意志过程以情感为推动力，与克服困难相伴随。情感既可以成为意志行动的动力，也可以成为意志行动的阻力，个体喜爱的目标，情感就可以成为意志行动的动力，反之，个体厌恶或恐惧的目标，情感则成为意志行动的阻力。

另一方面，意志可以影响情感的发展，使情感服从理智。人们常说的理智战胜情感，就是意志对情感过程的反作用。但即使理性占据上风，理性的决策不可能没有情绪的参与。情感与意志相伴相生。

（三）情绪情感与个性心理的关系

个性心理是指人们在认识和改造世界的心理活动过程中，由于每个人的遗传素质、所处的社会生活环境、所接受的教育及主观努力程度不同，每个人所表现出的各方面心理特征的总和，包括个性倾向性和个性心理特征。个性心理是构成一个人的思想、情感及行为的特有整合模式，这个模式包含了一个区别于他人的稳定而统一的心理品质。从概念就可以看出，个性心理带有浓厚的情感色彩。

1. 个性倾向性的情感色彩

个性倾向性是个性心理中最积极最活跃的组成部分，是人心理和行为积极性的动力系统，决定着人的心理和行为倾向性。由需要、动机、兴趣、信念、理想和世界观等因素构成。

（1）情感与需要的关系

情绪情感是个体对客观事物是否符合自己需要的主观态度体验及相应的行为反应。需要是个体和社会的客观要求在人脑中的反映，它通常以意识到的缺失而产生一种不满足之感被体验着，是个体心理与行为活动的基本动力，是一种心理状态。需要具有对象性、紧张性、驱动性、周期性、社会历史性、年龄特征等特性。从情感与需要的定义就可以看出，情感以需要为依据，是对客观事物是否符合主观需要产生的一种体验，离开需要就无所谓情感。

（2）情感与动机的关系

动机是激励和维持人们进行活动，并使活动朝向某一目标的内部原因或动力。动机是由人的需要转化而来的，动机是需要动力作用的表现形式。人的一切有意识活动都是在动机的驱使下进行的。动机具有引发、定向、激励等功能。动机由人的需要转化而来，情感是对是否符合自己需要的主观态度体验，二者以需要为中介建立紧密联系。

（3）情感与兴趣的关系

兴趣是一种带有浓厚情绪色彩的认识倾向，它以认识和探索某种事物的需要为基础，是推动人去认识了解事物、探求真理的一种心理倾向。兴趣对活动的作用一般有三种情况：对未来活动的准备作用；对正在进行活动的推动作用；对创造性活动的促进作用。情绪与兴趣都与需要密切相关，且兴趣带有浓厚的情绪色彩。

2. 个性心理特征的情感影响

个性心理特征是个性心理中最稳定的特征因素，它决定着一个人的稳定的心理面貌，是把人与人区别开来的特征因素之所在，个性心理特征包括气质、能力和性格。

（1）情感与气质

气质是个体心理活动的反应特征。气质是指人的相对稳定的个性特点和风格气度。表现为心理活动发生时力量的强弱、变化的快慢和均衡的程度，即心理反应的指向性。气质的特性：天赋、稳定、可变。江山易改，本性难移，气质是先天的，可塑性小，变化慢。不同的气质类型在情感过程中有不同的个性特点和风格气度。

（2）情感与能力

能力是直接影响活动效率，保证活动顺利完成所必备的个性心理特征。能力和活动密切相关。一方面，能力在活动中发展并表现在活动之中。另一方面，从事某种活动必须以某种能力为前提。因为能力不同，在活动过程中，个体解决问题，完成任务时的情感体验肯定不同，能力强者，能更加顺利地完成任务，情感体验更加积极；能力弱者，在活动过程中处处受阻，挫败感更强，消极的情感体验更加明显。

（3）情感与性格

性格是人对现实较稳定的态度和习惯化的行为方式。首先，性格表现在人对现实的态度和与之相适应的行为方式；其次，性格是个体稳定的个性心理特征；最后，性格又是个性中具有核心意义的心理特征。性格则表现为人的活动指向什么，采取什么态度，怎样进行。性格受后天影响，性格可塑性大，变化快。性格具有对现实的态度、理性、情绪、意志等特征，其中，性格的情绪特征是指一个人情绪活动的强度、稳定性、持续性以及主导心境方面的特征。也就是说，情感特征是性格特征之一，性格表现在人对现实的态度，情感是一种主观态度体验，二者互相关联。

（四）情绪与本能的关系

情绪和本能关系密切。麦独孤认为，每一种本能都对应于一种情绪。

其实，本能和情绪并无对应关系。首先，本能作为行为的动力和内在原因是明细分化的，有多少种可以称为"行为"的东西就有多少种本能，而情绪分化不明显，基本上是类别性的。这就是说，情绪总是少于本能，一种情绪对应于多种本能。麦独孤把情绪和本能对号入座过于牵强附会，好奇、食欲、占有欲和创造欲根本不是情绪。另外，本能和行为是"及物"的，它们总是作用于某个特定的对象并对这个对象产生实际的作用和影响，而情绪是不及物的，它没有实际的功用。换句话说，本能具有适应的功能，而情绪只是一种附加现象。

达尔文认为，情绪本来也有适应功能，后来退化成一种没有实际功能的残留活动。最原始的本能是"趋"和"避"，它的作用是使某些低级生物接近或避开有关的刺激物，在生物学中称为"向性"（tropism）。随着生物的进化，行为变得越来越复杂，"趋"分化为进取和求助，"避"分化为进攻和逃跑，产生了第二代的本能，"趋"和"避"的本能就失去了现实意义，而以没有功能的活动即情感（如快乐和痛苦）的形式残留下来。随着第二代本能的进一步分化，进取、求助、进攻和逃跑也不再是独立的本能，而变成了焦虑、抑郁、愤怒和恐惧四种情绪。

快乐和痛苦分别由正性评价和负性评价引起，评价的根据是兴趣或利益（好和坏或喜欢和厌恶），相应的行为是活动增多（兴奋）和活动减少（抑制）。焦虑、抑郁、愤怒和恐惧分别由压力、丧失、挫折和遭遇引起，评价的根据是兴趣和能力的不同组合，即想得到并能得到、想得到但不能得到、想排除并能排除、想排除但不能排除，相应的行为是进取、求助、进攻和逃跑。我们把好和不好的评价称为"初级评价"，把能和不能的评价称为"次级评价"。初级评价产生第一级的情绪，次级评价产生第二级的情绪。

二、洞悉情感的通幽曲径：析梦

情感过程与认知过程紧密相关，相互影响，通过认知过程能够更好地了解个体情感的发生、发展规律。对情感的认知不仅需要觉醒状态下的意识行为，非觉醒状态下的潜意识、前意识也发挥着重要的作用，其中，最常见的潜意识现象是做梦，对梦的分析有利于我们对认知心理过程的深入了解，也有利于揭示认知过程与情感过程之间的关系。

（一）梦在情感研究中的重要位置

如前所述，人的心理活动既有显性的意识层面，也有隐藏在心理深处的潜意识层面，还有介于二者之间的前意识层面；在人格构成中有最原始、最本能的本我，也有现实中的自我，还有社会层面的超我。每个层面都有情感体验，显性层面、社会层面的体验比较容易感觉，但潜意识层面、本我层面的情感体验隐藏得比较深，不易被别人觉察，甚至自己有时也不能准确体验。分析心理层面的潜意识、人格中的本我，有利于更好地了解情感过程，而梦是潜意识中最重要的形式，也是反映本我的一个重要窗口。在分析情商时，几乎所有情商的构成内容都与潜意识，包括梦相关，尤其是在自我认知和识别他人情绪时，对梦进行解析有利于获得更加清晰的认知。

（二）解梦、析梦的发展进程

1. 中国古代的梦文化

作为一种重要题材和表现手法，梦在中国古代语言艺术形式中被人们长期地、反复地加以运用。从殷墟甲骨卜辞和历代残留的梦书中，以及一直存在于民间的占梦迷信中，人们对梦进行着十分简朴的记载和解释，而梦作为鬼神意志的媒介也曾长期左右着人们的观念和行为。《左传》《史记》等先秦和两汉典籍揭示的发展趋势是：随着占梦——人为操作性很强的阐释方式的发展，刻意虚构的因素正越来越多地渗入人们对梦的叙述之中，"梦"日渐成为一种创造性的叙事手段和结构形式。在《左传》中，作者虽然是对所知之梦加以实录，但梦的原初叙述者（即梦者）却并不一定对真实的梦本身加以复述，而是进行主观改编或创造，从而达到借梦施政或立言的目的。书中的记载是，有梦必占，有占必验，但在应验的过程中往往设置一些悬念，如运用预叙、铺垫、呼应、擒纵和控制叙述速度等笔法来强化叙述效果。一些经典的解梦故事成为后世文人袭用的梦的构思和母题。在《庄子》《列子》等哲理性典籍中，梦则是被从象征的意义上加以运用，从而更与作为心理精神活动的梦之间产生了本质的区别。先秦至六朝时期人们关于梦的种种观念和各类叙梦手法又对唐代梦幻类型小说发生了极为深刻的影响，如《枕中梦》《南柯太守传》。

2. 西方学者对梦的研究

近现代西方心理学家解析梦最著名的学者是奥地利心理学家弗洛伊德，他在《精神分析引论》里指出梦是愿望的满足，是通往无意识的捷径。瑞士心理学家荣格认为，梦是无意识的出口。其他关于梦的著名论断有：阿德勒——梦是生活的预演；弗洛姆——梦是一种被人忘记的语言；方迪——梦是人的欲望在潜意识中的实现。

3. 我国当代关于梦心理和梦文化的研究

梦的解析，梦文化的发展，曾经在中国古代产生深远的影响，近代以来，西方心理学界对梦的研究影响广泛，尤其是弗洛伊德发表《精神分析引论》《梦的解析》以来，涌起了一大批研究梦心理的著名学者，但在中国近现代，很少有人对梦心理、梦文化进行深入研究并获得卓有成效的研究成果。当代社会，这些研究又有新的发展，比如刘文英先后出版了《梦的迷信与梦的探索》（1989）、《精神系统与新梦说》（1998），对梦心理进行了系统研究。

李鹏飞《唐代非写实小说之类型研究》（2004），把从先秦到唐代的梦幻文学作品作了一遍梳理。另外，近年各种版本的《周公解梦》《易经》不断翻新。

4. 解梦淡出人们生活的原因分析

梦曾经在人们生活中起着无可替代的重要位置，但到现代社会，梦渐渐淡出了人们的主要生活内容，被许多人忽视。原因肯定是多方面的，但其中最主要的原因应该是人们的认识在不断深化，认知的范围在不断扩大，很多原来无法解析，只能借助神秘主义的现象都得到了科学的解释，人们不再迷信梦的神秘解析。在古代，人们对自然界、对社会的认识一片混沌，潜意识比意识内容大得多，如图3-2所示的混一天元图，意识只是大片混沌中的一个小亮点，人们对梦不能理性解释，借助神秘主义对梦作了许多迷信解释。随着认知的发展，人们头脑中的意识内容越来越多，意识与潜意识相互交融，所占比重差不多，边界比较模糊（见图3-2中的太极图）。意识内容多了，潜意识内容减少了，人们对神秘人士的梦的解释不再迷信，对梦的研究兴趣也降低了。

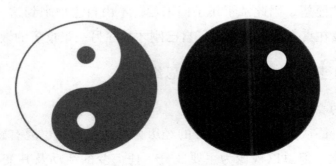

图3-2 太极图与混一天元图

（三）人的潜意识从何而来

1. 梦中潜意识

潜意识来自精神生活的积淀，也来自自觉意识的积淀，与意识并无不可逾越的鸿沟，只是梦象的象征性特点，潜意识与意识之间的联系被模糊了。如果能对一个人的梦进行系统的分析，便可以从中看出他的经历、职业、遭遇、喜厌、忧虑、追求，看出他过去与现在如何生活，以及如何想象将来的生活。

2. 清醒时的潜意识

潜意识不只是发生在人神志不清或睡梦中，即使在觉醒状态，也有潜意识行为，比如人在白天清醒时的"过失"是潜意识、无意识的一种不自觉的暴露，思想抛锚、走神也是潜意识在自觉意识中的一种渗透。我在进行一个《梦的心理与梦文化分析》的讲座时，曾经发生了一次非常荒谬的思想走神。中午，我在教师食堂的窗口打完饭，把盛满饭菜的自助餐盘放到餐桌后，去消毒柜拿了一双筷子，又盛了一碗汤，回到餐桌后，与同桌的老师们一边聊天一边吃饭。这时一位同事惊讶地问道："我明明把饭放在这一桌，怎么没看见，是谁端走了我的饭菜？"我定睛一看，糟了！我误把她的饭菜吃了，自己的饭菜放在旁边的桌子上。为什么会出现如此的笑话呢？因为下午要做讲座，这一桌有两个老师以前说过要听我的讲座，我内心也很希望他们去听讲，去捧场，尽管当时并没有与他们聊到讲座，更没有明确邀请他们去听，但潜意识里肯定存在这个强烈的愿望，因此拿了筷子回来后，不由自主地来到这一桌误把另一个老师放在桌上的饭菜当成了自己刚才放在另一张桌子的饭菜。

（四）梦的基本要素与原始思维特点

1. 梦的要素

弗洛伊德认为，梦中大部分的经历为视像，虽然也混有感情、思想及他种感觉，但总以视像为主要成分。任何梦的活动及其变化的过程，都是意象构成的，包括视觉意象、听觉意象、味觉意象、肤觉意象等意象，其中视觉意象是最主要的梦中意象。梦中绝少有概念和思辨的东西。梦以意象为基本要素与原始思维极为相似。

2. 梦的思维方式

弗洛伊德认为，潜意识所受到的压抑和检查，主要来自总想进入"自我"支配的意识阀和违背"超我"确定的规范，因而主要来自"自我"和"超我"。但另一方面，他又强调人的潜意识本来就来自人类原始时代的精神活动和思维方式的积淀。而这些精神活动和思维方式的原始积累，无疑是本我的构成内容，这就是他的两种判断出现了互相矛盾的地方。如果要化解判断之间的矛盾，应该适当进行调整：潜意识来自"本我"深处，它受"自我"意识阀、"超我"道德规范的长期压抑，很难正常表露出来，梦的思维方式就是在个体处于睡眠状态时，"自我"意识阀、"超我"规范放松了警惕，清醒时受到压抑的潜意识在脑海中翻腾，以意象的形式呈现。

荣格强调"集体潜意识"，认为人类原始文化的积淀构成人类的集体潜意识，这些潜意识在梦象中以象征的手法出现。如果我们要追溯一些梦象的象征意义，必定要回到人类的原始时代。

（五）梦的材料来源与大脑的意象库

梦的材料与做梦者的生活环境、生活经历密切相关，梦境中的意象来源于生活，正如俗话所说"南人不梦驼，北人不梦蛇"。人类的意象库不仅来源于个人的生活经历，还来源于人类精神生活的历史积淀，人的梦境中可能出现本人并没有经历过的情境和事件，这些意象是人类集体精神生活的历史积淀。只有长时记忆所获得的意象材料，才能进入意象库。一旦进入意象库，以后凡遇到一定条件，便可以重现、选择、运用加工。个体在尚未出生之前，在母体内就开始建立一些简单的、初级的意象，研究表明，胎儿在两个月后，就可以建立"触觉—脑"的信息渠道，五个月后，开始可以听音，七个月后大人可以同"胎儿"对话。许多胎教实践都证明了胎儿建立意象库的痕迹。

潜意识是人类精神生活的一种低级系统，它的活动只能依赖意象库，而没有概念库。为了防止对活动目标的干扰，自我则把它们关闭起来，不许打开，尤其是个体的隐私库，自我在白天管得很严。意象之间本来没有清楚的逻辑关系，只能根据相似原则和关联原则来储存。因此，梦中的意象经常没有清晰的逻辑关系，梦中的某个人物形象往往类似于神话故事情节，是多个形象的拼凑，而且很不稳定，变化不定。

（六）梦中的眼球运动与内视机制

睡梦中，虽然人的眼睛是闭着的，但是眼球并没有停止活动。20世纪50年代美国学者发现，人在快波睡眠期间眼球快速运动。研究表明人的眼球不仅有外视功能，还有内视功能，觉醒时，睁开眼睛往外看，睡觉做梦时，眼睛往内看，梦中眼球内视，快速搜索大脑内储存的各种意象。眼球在梦中显著运动是因为梦象主要是视觉意象；声、味等梦象少得多，因此睡梦中，人的耳、鼻、口、舌等其他感官很少有运动。眼球在梦中的运动特别快，甚至比觉醒状态下还要快很多，这是由梦的时空特点决定的。梦中意象不受时空的限制，可以上下五千年，东西一万里，可以与古人神交，也可以瞬时跨出国门。梦中时空知觉特点：浓缩、无隔、跳跃。眼球要在这广袤的空间和久远的时间范围内跳跃地搜索着各种梦象，不可能不快速运动。

（七）梦的出发机制与根本原因

梦因有三个层次。①生理病理刺激，比如，便胀找厕，口干寻水，听到拍门之声，梦衙门击鼓；又如，牙齿有病，梦到自己掉牙。中医的析梦查病就来源于此。②情感心理刺激，比如失恋的刺激，可能梦到以前的一些美好记忆，梦到破镜重圆，重归于好，也可能相反，梦到某些悲剧情境。③潜意识的情结、意结：因喜而梦、因惧而梦，不管是大喜还是大悲，都容易触动潜意识深处的一些意念，在梦中把一些久远的意象呈现出来。做梦原因的三个层次，做梦过程中缺一不可。

1. 生理病理刺激引起做梦，刺激本身在梦中有反应

有人通过实验证实了生理刺激在梦象中的作用。如挪威学者伏尔

德，改换睡觉者的手足位置，实验对象醒后报告有与人搏斗的梦境；法国学者莫里的实验中，人为刺激梦者：闻科隆香水；轻轻捻颈项；额头上滴水。实验对象醒后报告有在巴黎时尚化妆品超市陪恋人购买香水，两人在公园相拥相抱，以及雨中漫步的情节。由此可见，刺激与梦象有相似性，但不唯一和排他。希尔德布兰特的实验中，在实验对象睡着时，安排了三次闹钟的铃声。实验者醒后报告，由闹钟引起的三个梦里：第一次是听到远处教堂的钟声；第二次是在雪地里听到雪车的铃声；第三次是正在客厅里与客人对话，女仆端点心进来，不小心，盘子打翻，东西掉了一地。这三个梦象的刺激物同为闹钟的铃声，梦象中的情节都有与铃声类似的声响，说明刺激与梦象有相似性，但每一次的梦象都不相同，说明刺激与梦象不唯一，不排他，而且结合当时的梦境适当地嵌入与铃声相似的声音。

2. 思想情感与梦的导向

弗洛伊德认为，刺激只能解释梦的片段，不能解释梦的整个反应，整个梦境被打上了思想感情的烙印。正如李白"相思不惜梦，日夜向阳台"，杜甫"故人入我梦，明我长相忆"，刘禹锡"寻常相见意殷勤，别后思想梦更频"等诗句表明白天的思想影响夜晚梦境中的意象。

哲学家们相信梦与醒的辩证关系。如明代庄元臣：心能造梦；伏尔泰：梦见醒时已有的观念；哈夫纳：梦是清醒生活的延续。前述睡梦中的三次闹钟铃声刺激，梦者头脑中显示三种不同的梦象，但三次梦象都与他的生活经历、近段时间的思想情感相关：因为他是基督教徒，经常到教堂参加礼拜，所以第一次铃声刺激演变成教堂钟声；因为他是北方人，时值冬天，所以第二次铃声演变成了雪车的铃声；因为近段时间心情闷闷不乐，总担心会出现不愉快的事情，所以第三次铃声刺激演变成了女仆打翻了盘子。

人的睡眠分不同的阶段，不同阶段有不同异象的梦，做梦实验统计分析表明：第一二异象睡眠的梦，重现白天活动；第三四异象主要重现过去经验及儿时体验；第五异象忽近忽远。梦与醒时意识精神上存在连续性，但不是合乎逻辑的正常延续，而是以一种变形、扭曲的形象出现在梦象中。梦象中经常出现一些未尝所见、未尝所闻的内容，有时白天某种精神刺激可能不入梦，鸡毛蒜皮的小事反而入梦了。

3. 潜意识活动与梦的主因

弗洛伊德在《梦的解析》中指出：潜意识是梦的真正来源。他在其他专著中也有类似的论述，如《精神分析引论》：梦的工作机制和潜意识的梦的欲望，绝非外界影响所及；《新讲》：潜意识的冲动是梦的真正创造者。但他强调"本能的冲动"、夸大儿时的经验，强调本我在梦工作中的主导作用。潜意识在心里深处，把握潜意识比把握意识困难得多。但是，只要明白梦象表示梦意的方式方法，潜意识并非不可认识。精神分析学派使用"情结"这个心理术语来分析梦工作中的潜意识。"情结"一词由弗洛伊德提出，荣格集中发挥，指潜意识在组织散乱之中，有相对集中的活动中心。突出情感上的纠结，思想上的纠缠、意结。精神分析学派还使用梦元素析梦。梦元素实际上是做梦人所不知道的某种事物的替代、隐喻、象征、意象。梦元素丰富了对梦的解析，比如对一个少女所做的两个梦的分析，梦的内容只有两页，分析则长达76页。这些丰富与充实有时确实有意义，但有时这些替代、隐喻、象征、意象带有明显牵强附会的色彩。比如有个少女做了一个情节简单的梦：少女头撞铁架，出血了。弗洛伊德通过联系少女近段时间与母亲的语言冲突，心理担忧，运用梦元素解析为：脑袋反向替代下体或屁股，铁架是阳具的隐喻，出血了是月经来了的意象，综合起来是，少女来了初次月经，担心遭到男人阳具的碰触、伤害，心里很紧张，很害怕。故事是弗洛伊德讲述的，梦也是他解析的，真实情况如何，无从考究，但这些类似替代、隐喻、象征、意象多大程度上真实可信，值得怀疑。

潜意识不受自我支配，潜意识有相对独立的精神系统，在组织散乱中也有一个相对的活动中心，成为欲解未解的心结，这些心结成为一些怪梦的源泉。许多参加过高考、考研、考博的人士，多年以后还经常梦见自己在考试，而且往往是看不清题目，做不出来，急得要死。笔者在考上博士研究生之前，经常梦见自己考上了，已经是博士生，梦中自言自语，哦，我已经在读博士了；考上博士研究生后，以至已经毕业，获得了博士学位后，却多次梦见自己在艰难地应考，在焦急地等待考试结果和录取信息，或者梦见自己考试迟到，答不出考题等令人难堪的事情。这跟笔者参加过多次考研考博，最后才辛辛苦苦考上的亲身经历有关，考试成了笔者一个埋在潜意识深处的心结。对于自己的情结或意结，主体的意识并不一定觉知，但有时鬼使神差、阴差阳错出现在梦中。有个学生曾经向笔者述说了一个印象深刻的梦：与他已经分手多年的前女友闯进了他的梦中，两人交往温馨友好。但他强调，已与前女友断绝了关系，而且确信自己对她没有意思了，完全没有重归于好的打算，不是日有所思夜有所梦。笔者的分析是曾经的相爱已沉入潜意识深处，在自我意识阀放松时，潜意识不经意跑了出来。

4. 只有解开心结，精神才会解脱

当人沉迷于某一活动，而又没有完成任务达到目标时，心结难开。如李白梦笔生花，是长期情结欲解不解所致。心结未开的事情，人清醒时的意念不断沉积，沉入潜意识之中，睡觉时，潜意识在积极活动，醒来之后，灵感突发，豁然开朗，意外地解开了心结，精神得到了解脱。俄国化学家门捷列夫梦见原子在一个一个排队，发明了元素周期表，德国化学家凯库勒梦见蛇咬住自己的尾巴团团转，发表了有关原子立体排列的思想，唐明皇梦听天乐作《紫云迥》，塔季尼梦见魔鬼指挥拉提琴，都是潜意识情结的一种释放。情结、意结一旦活动起来，各种生理刺激和精神刺激便被纳入潜意识系统，相关的意象也被纳入一定的梦境，弗洛伊德的观点是：梦是欲望的满足。

（八）梦的心理状态与矛盾倾向

不管是弗洛伊德"梦是欲望的满足"，还是张载"从心莫如梦"，还是我们平常所说的"日有所思，夜有所梦"，似乎都在表明同一种态度：梦境内容为梦者所期待、所向往。但是，人们所做的噩梦肯定不是梦者欲望的满足，不是他或她所希望的，那又如何解释呢？这需要我们辩证地理解欲望、期待在梦境中的表现形式和方法。弗洛伊德认为，梦均表示兽性的一面；梦起源于恶念或过度的性欲。梦是一个人内心世界的全部暴露，有恶有善，有丑有美。有些梦是欲望的满足，有些是忧患的临头；梦的心理状态表现不是单一倾向，而是互相矛盾的两种倾向。欲望，是未实现而被追求的东西，与忧患常是一对孪生子，在梦的欲望中常常伴随着焦虑、忧患、创伤、恐惧。人的精神生活本来就有矛盾，梦的心理状态就不能不表现为矛盾的倾向。梦分噩梦、惧梦、平梦、喜梦、狂梦等多种类型（见图3-3），在有些梦中，与现实基本相通相似，如平梦；有的与现实同向，并有夸张，是期望的实现，如喜梦、狂梦；有的与期望反向，是对期望的担忧和恐惧，越害怕什么，越梦见什么，如惧梦、噩梦。

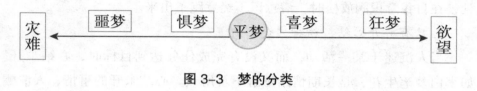

图 3-3　梦的分类

（九）梦的生理心理功能

梦对人的健康发展起着非常重要的保护功能，既有生理方面的保护，也有心理方面的调节，还有道德方面的监护。

1. 比较公认的功能

（1）生理保护

梦对人的生理有积极的保护功能，正如弗洛伊德所说，梦主要消除刺激、保护睡眠，梦为睡眠的"看守人""监护人"。但阿德勒的观点针锋相对：梦是对平稳、安静睡眠的干扰。结合精神系统的工作特性，我们可以发现，宏观上，梦通过精神系统的松弛来调节人体生理的节律；微观上，通过梦象的特征来显示人体脏腑机能的状况。睡眠作为生理节律的松弛一环，其松弛程度也应有一定的限制。快波睡眠的做梦阶段，较之无梦（或少梦）的慢波阶段，血压、心率有所升高，呼吸次数又有所加快，以眼球快速运动为标志的内感觉加强。第一快波阶段大约5—10分钟，最后一次45—60分钟。梦对血压、心率、呼吸的微调，更有助于从睡眠到清醒的节律变换。

梦的这些特性，能够反映身体的健康状况，突出病理表象，为医治提供有益的参考信息。历代医家凡论脏腑症候，必论及梦象。脉象若有失常，也会产生一种内刺激，也会产生一定的梦象。亚里士多德认为，梦能将睡眠中的轻微知觉导出强烈的感官刺激，能使医生发现病人最初不易察觉的病兆。苏联心理学家普济列伊指出，梦犹如一台高度灵敏的仪表，对人体内部生活中许多不为人知的细微运动都有反应。

（2）精神调节

梦能对人的整个精神生活和精神系统进行调节。诗人歌德（1749—1832年）曾说过："人性拥有最佳的能力，随时可在失望时获得支持。在我的一生里，有几次悲痛含泪上床后，梦竟能用各种引人的方式安慰我，使我从悲痛中超脱出来，而得以换来隔天清晨的轻松愉快。"尼采说过：梦是白天失却的快乐与美德的补偿。阿德勒指出：个人由于环境不如意而导致的自卑感，可以在梦境里找回补偿。梦醒一切如故，但美好的梦可以改变人的情绪，增强奋斗的力量。

（3）道德监护

惧梦、噩梦有何积极意义？惧梦或噩梦表明，潜意识尚未促成心理平衡。"泼凉水"的梦会使梦者头脑清醒一些，注意到事情反向、逆向的另一种可能，起到警戒作用。自觉意识也是精神的一个系统，而且更重要，不能离开自觉意识孤立去看梦的心理功能。柏拉图认为，"恶人前往犯法，止于梦者便为善人"，正是因为潜意识中也有善良的东西，因而才可能给予感化、教育，使之改恶从善。

2. 尚存质疑的功能

梦的功能除了得到了多人认可的上面功能，还有几项功能尚存质疑和争议。

（1）心灵感应

神秘主义断言，"天地间存在的东西比我们的哲学所能想象的要多得多"。"心灵感应"就是哲学、自然科学难以解释的一种现象。梦可以给我们以帮助，它暗示我们从混乱中摄取心灵感应的主题。所谓心灵感应就是指，某个特殊的时间发生的事件，不经过我们平常的正常交流途径，而能意外地，甚至是不可思议地进入远处某一个人的意识中。这里暗含的一个前提是，事件中涉及的两个人关系密切，信息接收者对事件核心人物有着强烈的情感关注，如儿行千里母担忧、母子连心等。心灵感应几乎与梦没有特殊关系，梦并没有为心灵感应提供特别有力的解释依据。之所以把梦与心灵感应联系起来，似乎睡眠状态下，做梦过程中，特别适合接收心灵感应的信息。很多人曾经说自己的梦印证了远方亲人发生意外性大事，比如大病、遇难、生儿育女等重大事件，似乎梦象与心灵感应密切相关。但联系事件发生前后的背景信息分析，发现梦境更多与个人欲望、期待、担忧相联系，比如梦见亲人去世，可能之前已经知道亲人身体健康状况欠佳，或者有些容易出现意外的不良习惯，比如酒后驾车、疲劳驾车等，这种担心的后果出现在梦境中，正好与意外事件巧合，就容易被解释为心灵感应。一个人只要习惯于心灵感应的观念，就可以借它来完成很多解释。亲人临终之际外地儿女梦见，大多是儿时的回忆或愉快的生活，绝不是当时亲人灵魂的通引。自然界中应该存在心灵感应，比如在昆虫大群体中的信息传递没有经过物理空间的物质传递，可能是通过心灵感应之类直接传递形成的。由此可见，心灵感应是个体间原始而古老的交流方法，而且在种系进化中为通过感觉器官收到信号进行交流的更好方式所取代，但这种古老的方式应该还存在，并在特定的条件下仍然产生作用——比如在情绪激动的公众中。心灵感应仍然并不确定，并且充满变数，但我们没有必要害怕它，通过人们的不懈研究，应该能够不断接近真理。

（2）预测将来

古代占梦活动通过占梦预测凶吉。这些预测方法包含大量迷信思想，但也有研究表明，梦象确实在某种程度上能够预测未来，梦中有某些未来将要发生事件的征兆。因为事件的发生都有前因后果，是偶然性与必然性共同作用的结果。有些事件的苗头，人的理智不一定能够觉察出来，但情绪情感比理性更加敏感，反应更快，见微知著，在梦中提前反映了即将发生的事情，有时似乎很准。很多人都有过类似的经历，笔者也曾经做过一个"很准"的梦。多次参加博士研究生入学考试，都因这种那种原因没有被录取，到2008年与一个非常要好、运气近似的同事约定，决定做最后一次努力，参加第二年的考试，如果不成功，就彻底放弃。报名后不久，做了一个很有意思的梦：梦中，看见一群人鱼贯而入，涌进一道电动门，笔者站在电动门对面一栋房子的二楼看着这个情景，转头，看见那个相约做最后一次努力的同事也站在旁边看着，就说："我们一起进去吧。"我们随着人流涌向大门，笔者进门了，回头没有看见同事，好像他没有挤进来。然后就醒了。醒后，回顾了一下梦中的情景，觉得电动门应该是大学的校门，挤进门，应该是经过激烈竞争通过考试被报考学校录取为博士研究生的隐喻。当时把这个梦告诉了老婆，并分析说，梦中预测明年我会考上，而同事恐怕凶多吉少，并开玩笑说，千万不能把这个梦告诉同事，他听后肯定不高兴。第二年，我们一起去武汉参加考试，分别报考了武汉的两所名牌大学，考试成绩都很悬，往年分数线接近，甚至笔者比他录取的可能性更小。没多久，同事所考专业的分数线出来了，没考上，很无奈，很遗憾。笔者这边分数线还没有划定，但了解到同专业其他考生的整体情况及自己的排名之后，觉得基本上被判了"死刑"，笔者难过却又不甘心地跟老婆说："不对呀，梦中不是这样的结果啊。"又过了几天，分数线出来了，笔者上线了，很快进行复试，居然咸鱼翻身，笔者被录取了！原来，尽管按专业排名，笔者的初试成绩并不是很靠前，但按报考的导师排名，笔者是导师名下的第一名，复试表现也不错，就顺理成章地被录取了——笔者与同事的录取情况完全符合前一年的梦境。通过此事，我觉得似乎梦有预测未来的功能。但另一个印象深刻的梦境又否定了笔者这种观点。2016年，笔者工作的学校要招聘四个学院的院长，学校可对外招聘，也可从内部提拔。很长时间过去了，外部没有理想的人选来应聘，如果从内部提拔，从职称、学历、专业背景、现任职务、工作经历和经验进行综合考察，笔者都是其中一个学院院长的合适人选，很多同事都这么认为，也有校级领导隐隐约约地表达了这种观点。快要公布考察名单前，笔者做了一个梦，梦中一张会议桌上的四个座位上贴着四个人的名字，笔者走过去一看，其中一张座位上清清楚楚地贴着笔者的名字，笔者确认无误之后，心安理得地坐了上去。醒后告诉老婆，这是8年前考博士时那个梦的翻版，应该会顺理成章地当上这个院长。谁知几天后，公布推选名单，另外三人都在名单上，唯独笔者申报的岗位不在其列，一位来自某重点大学的一个教授、博导应聘了该岗位，笔者是四位本校申报竞聘教授中唯一落选的人，梦境与现实完全不符。

并不是梦能预测凶吉，梦只不过是梦者主观愿望的折射，当然梦中把潜意识进行了过滤筛选，整理综合，有时确实能顺着事情发展的线索提前预告即将发生的事情；但有时出现明显的偏差。准确与否，正确程度有多高，与沉积在潜意识中的信息相关，信息越丰富、越充实，预测越准确；反之，偏差越大。另外，与梦者的期望程度的强弱有关，比如，即使成功的可能性不大，但梦者期望成功的愿望很强烈，且自信心爆棚，梦中一般会显示成功。总之，梦中出现的是梦者清醒时理性意识的积淀，以一种无意识的形式折射意识，梦境预测未来的准确程度受制于主体主观判决的合理与否。

（3）识别人心

人与人交往间，清醒时觉得很好的一个人，在梦中出现虚伪、欺骗，甚至犯罪行为。醒来觉得不可信，但后来的事实证实了梦境的正确性。因此有观点认为，梦比清醒时知人知面更知心。这有一定的合理性，因为情感快于理性，潜意识比意识更容易捕捉一些微妙的细节。情感的快速反应，潜意识的直觉，不容易被意识觉察，慢慢地沉淀下来，梦中意识阀门打开，这些在觉醒状态不容易发现的信息就暴露出来。当然情感不一定能战胜理性——指敏感性和细致性，直觉也不一定正确，梦对人心、人性的识别，可能正确，也可能偏误。

三、认知过程影响情感体验的典型心理效应

社会上存在许多认知过程影响情感体验的典型心理效应，比如社会认知中以偏概全的晕轮效应，深度期待产生积极效果的皮格马利翁效应，模糊心态的巴纳姆效应等。

（一）晕轮效应

晕轮效应（Halo Effect）又称"光环效应""成见效应""光圈效应""日晕效应""以点概面效应"，它是一种影响人际知觉的因素。晕轮效应指人们对他人的认知判断中，首先根据个人的好恶得出的以点概面或以偏概全的主观印象，其次再从这个判断推论出认知对象的其他品质的现象。这种强烈知觉的品质或特点，就像风雾晚上月亮的光环一样，向周围弥漫、扩散，从而掩盖了其他品质或特点，所以就形象地称之为光环效应。

1. 词语由来

晕轮效应最早是由美国著名心理学家爱德华·桑戴克于20世纪20年代提出的。他认为，人们对人的认知和判断往往只从局部出发，扩散而得出整体印象，也即常常以偏概全。一个人如果被标明是好的，他就会被一种积极肯定的光环笼罩，并被赋予一切都好的品质；如果一个人被标明是坏的，他就被一种消极否定的光环笼罩，并被认为具有各种坏品质。这就好像刮风天气前夜月亮周围出现的圆环（月晕），其实，圆环不过是月亮光的扩大化而已。据此，桑戴克为这一心理现象起了一个恰如其分的名称"晕轮效应"，也称作"光环作用"。这种现象多次被心理学家证实，比如心理学家戴恩做过一个这样的实验：他让被试者看一些照片，照片上的人有的很有魅力，有的无魅力，有的中等。然后让被试者在与魅力无关的特点方面评定这些人。结果表明，被试者对有魅力的人比对无魅力的赋予更多理想的人格特征，如和蔼、沉着、好交际等。晕轮效应不但常表现在以貌取人上，而且还常表现在以服装定地位、性格，以初次言谈定人的才能与品德等方面。在对不太熟悉的人进行评价时，这种效应体现得尤其明显。

2. 特征

晕轮效应的最大弊端就在于以偏概全。其特征具体表现在三个方面：

（1）遮掩性

有时我们抓住的事物的个别特征并不反映事物的本质，可我们却仍习惯于以个别推及一般、由部分推及整体，势必牵强附会地误推出其他特征。随意抓住某个或好或坏的特征就断言这个人或是完美无缺，或是一无是处，都犯了片面性的错误。青年恋爱中的"一见钟情"，"情人眼里出西施"，就是由于对象的某一方面符合自己的审美观，往往对思想、情操、性格诸方面存在的不相配处都视而不见，觉得对象是"带有光环的天仙"，样样都尽如人意。同样，在日常生活中，由于对一个人印象欠佳而忽视其优点的事，举不胜举。

（2）表面性

晕轮效应往往产生于自己对某个人的了解还不深入，也就是还处于感觉、知觉的阶段，因而容易受感觉的表面性、局部性和知觉的选择性的影响，从而对于某人的认识仅仅专注于一些外在特征上。有些个性品质或外貌特征之间并无内在联系，可我们却容易把它们联系在一起，断言有这种特征就必有另一特征，也会以外在形式掩盖内部实质。如外貌堂堂正正，未必正人君子；看上去笑容满面，未必面和心慈。

（3）弥散性

对一个人的整体态度，还会连带影响到跟这个人的具体特征有关的事物上。成语中的"爱屋及乌""厌恶和尚，恨及袈裟"就是晕轮效应弥散的体现。《韩非子·说难篇》中讲过一个故事。卫灵公非常宠幸弄臣弥子瑕。有一次弥子瑕的母亲病了，他得知后就连夜偷乘卫灵公的车子赶回家去。按照卫国的法律，偷乘国君的车子是要处以刖刑（把脚砍掉）的，但卫灵公却夸奖弥子瑕孝顺母亲。又有一次，弥子瑕与卫灵公同游桃园，他摘了个桃子吃，觉得很甜，就把咬过的桃子献给卫灵公尝，卫灵公又夸他爱君之心。后来，弥子瑕年老色衰，不受宠幸了。卫灵公由不喜爱他的外貌而不喜爱他的其他品质了，甚至以前被他夸奖过的两件事，也成了弥子瑕的"欺君之罪"。

3. 心理成因

（1）知觉的整体性

晕轮效应的形成原因，与我们知觉特征之一的整体性有关。我们在知觉客观事物时，并不是对知觉对象的个别属性或部分孤立地进行感知的，而总是倾向于把具有不同属性、不同部分的对象知觉为一个统一的整体，这是因为知觉对象的各种属性和部分是有机地联系成一个复合刺激物的。譬如，我们闭着眼睛，只闻到苹果的气味，或只摸到苹果的形状，我们头脑中就形成了有关苹果的完整印象，因为经验为我们弥补了苹果的其他特征，如颜色（绿中透红）、滋味（甜的）、触摸感（光滑的），等等。由于知觉整体性作用，我们知觉客观事物就能迅速而明了，"窥一斑而见全豹"，用不着逐一地知觉每个事物的个别属性了。

（2）内隐人格外化

人的有些品质之间是有其内在联系的。比如，热情的人往往对人比较亲切友好，富于幽默感，肯帮助别人，容易相处；而"冷漠"的人较为孤独、古板，不愿求人，比较难相处。这样，对某人只要有了"热情"或"冷漠"的一个核心特征，我们就会自然而然地去补足其他有关联的特征。另外，就人的性格结构而言，各种性格特征在每个具体的人身上总是相互联系、相互制约的。例如，具有勇敢正直、不畏强暴性格特征的人，往往还表现在处事待人上襟怀坦白，敢作敢为，在外表上端庄大方，恳切自然。而一个具有自私自利、欺软怕硬性格特征的人，则会在其他方面表现出虚伪阴险，心口不一，或阿谀奉承，或骄横跋扈。这些特征也会在举止表情上反映出来。于是，人们既可从外表知觉内心，又可从内在性格特征泛化到对外表的评价上，这样就产生了晕轮效应。

4. 晕轮效应在现实中的应用和表现

晕轮效应是一种影响人际知觉的因素。这种爱屋及乌的强烈知觉的品质或特点，就像月晕的光环一样，向周围弥漫、扩散。和光环效应相反的是恶魔效应，即对人的某一品质，或对物品的某一特性有坏的印象，会使人对这个人的其他品质，或这一物品的其他特性的评价偏低。这种"爱屋及乌"的晕轮效应在生活中经常可见。光环效应在爱情和偶像崇拜中最明显，在绩效考核中也不少见。如上面说的在青年学生的情感心理中经常出现的晕轮效应有："情人眼里出西施""一见钟情"、明星效应等。

5. 克服弊端的对策

简单地把一些不同品质联系起来，得出的整体印象必然是表面的。给人们认知带来的消极影响的直接结果就是偏见。偏见是以有限的或不正确的信息来源为基础的。在学习生活过程中，为避免光环效应影响他人对自己或自己对他人的认识，应注意以下几点：注意"投射倾向"，不必过多地猜疑；谨慎对待"第一印象"，不被初次印象左右；注意"刻板印象"，不先入为主；避免"以貌取人"，轻易"由表及里"推断；避免"循环证实"，徘徊认知迷宫；"知人为聪，知己为明"。

如果没有谨慎对待晕轮效应，被社会认知偏差左右情感，则容易酿成悲剧，俄国著名的大文豪普希金曾因晕轮效应的作用吃了大苦头。他狂热地爱上了被晕轮效应称为"莫斯科第一美人"的娜坦丽，并且和她结了婚。娜坦丽容貌惊人，但与普希金志不同道不合。当普希金每次把写好的诗读给她听时，她总是捂着耳朵说："不要听！不要听！"相反，她总是要普希金陪她游乐，出席一些豪华的晚会、舞会，普希金为此丢下创作，弄得债台高筑，最后还为她决斗而死，使一颗文学巨星过早地陨落。在普希金看来，一个漂亮的女人也必然有非凡的智慧和高贵的品格，然而事实并非如此，文坛巨星陨落在晕轮效应之下。

（二）皮格马利翁效应

皮格马利翁效应（Pygmalion Effect），也有译为"毕马龙效应""比马龙效应""罗森塔尔效应"或"期待效应"，由美国著名心理学家罗森塔尔和雅各布森在小学教学上予以验证提出。暗示在本质上，是人的情感和观念，会不同程度地受到别人下意识的影响。人们会不自觉地接受自己喜欢、钦佩、信任和崇拜的人的影响和暗示。而这种暗示，正是让你梦想成真的基石之一……

1. 来源

罗森塔尔的这个实验是受希腊神话的启发的，这个神话的大意是说，塞浦路斯国王皮格马利翁性情孤僻，为规避塞浦路斯妓女而一人独居。他善雕刻，孤寂中用象牙雕刻了一座他理想中女性的美女像，久久依伴，竟对自己的作品产生了爱慕之情。他祈求爱神阿佛罗狄忒赋予雕像以生命。阿佛罗狄忒为他的真诚爱情所感动，就使这座美女雕像活了起来。皮格马利翁遂称她为伽拉忒亚，并娶她为妻。在这个故事中，皮格马利翁的期待也是真诚的，没有这种真诚，自然无法打动爱神。

美国著名心理学家罗森塔尔和助手来到一所小学，声称要进行一个"未来发展趋势测验"，并煞有介事地以赞赏的口吻，将一份"最有发展前途者"的名单交给了校长和相关教师，叮嘱他们务必要保密，以免影响实验的正确性。其实他撒了一个"权威性谎言"，因为名单上的学生是随意从每班抽取3名学生组成的18人名单。8个月后，奇迹出现了，凡是上了名单的学生，个个成绩都有了较大的进步，且各方面都很优秀。再后来这18人全都在不同的岗位上干出了非凡的成绩。这一效应就是期望心理中的共鸣现象。

显然，罗森塔尔的"权威性谎言"发生了作用，因为这个谎言对教师产生了暗示，左右了教师对名单上学生的能力的评价；而教师又将自己的这一心理活动通过情绪、语言和行为传染给了学生，使他们强烈地感受到来自教师的热爱和期望，变得更加自尊、自信和自强，从而使各方面得到了异乎寻常的进步。在这里，教师对这部分学生的期待是真诚的、发自内心的，因为他们受到了权威者的影响，坚信这部分学生就是最有发展潜力的。也正因如此，教师的一言一行都难以隐藏对这些学生的信任与期待，而这种"真诚的期待"是学生能够感受到的。

2. 实验分析

根据罗森塔尔的分析，主要有如下四个社会教育心理机制：一是气氛，即对他人高度的期望而产生了一种温暖的、关心的、情感上支持所造成的良好气氛；二是反馈，即教师对寄予期望的学生，给予更多的鼓励和赞扬；三是输入，即教师向学生表明对他们抱有高度的期望，教师指导他的学生，对学生提出的问题给予启发性的回答，并提供极有帮助的知识材料；四是鼓励，即对所期望的学生，教师总给予各种各样的鼓励，不断朝向期待方向发展。上述罗森塔尔的分析很有道理。产生罗森塔尔效应还有如下主要原因。

（1）期待者的威信

期待者的威信可以给被期待者以信心，使他们更加自尊、自信、自爱、自强。一般而言，期待者威信越高，越容易产生罗森塔尔效应。

（2）期待结果的可能性

一般来说，期待结果估量后自认为实现可能性较大，而且这种期待结果对自己又有意义，那么，罗森塔尔效应产生的可能性就很大。

（3）"憧憬—期待—行动—反馈—接受—外化"机制

期待者对期待对象产生美好的憧憬，并出现具体的期待结果，还要为这种期待付出具体的努力实践，如给予积极的评价、肯定、表扬、帮助、指导等行动，使被期待者感受到期待者对自己的特殊关怀和鼓励，并从内心上接受期待者的种种爱心和帮助，以至于作出相应的努力，把内在的潜能激发出来，达到了期待者所期望的结果。这一过程中有一环节出现差错，都会影响到罗森塔尔效应的产生或强度大小。

3. 实验评论

罗森塔尔效应对被期待者应该说具有积极的意义，特别是对那些所谓的"差生"更具有特殊的意义，因为在学校里总有那么一些教师或校长，在他们眼中，可造之材总是那些成绩最优秀的学生，甚至只是几个尖子，而那些成绩平平的学生只能"广种薄收"，至于那些成绩不佳的"差生"更是"朽木不可雕也"。其实，只要是常人，如果受到教师的期待、关心、帮助、爱护，那么他就会得到发展，就会向着教师期待的方向变化。这就是罗森塔尔效应的积极作用。但是，如果人为地去产生这一效应，对其他学生就可能是不公平的，是不积极的，除非是对所有的学生都加以期待，否则就会产生一些"不幸儿"。

可见，在导学育人活动中，学校教师对学生需要期待关怀。根据上述分析，认为学校教师对学生宜运用如下方面的期待对策。首先，学校教师要有意识地告诉学生自己对他们的期望，并使之变成他们的"自我期望"。这一步十分关键。只有学生感悟到学校教师对自己的期望，才会激发出无穷的力量，才会发展自己。其次，学校教师要让教职工明白"期望"实现后的所有好处，以及达不成期望时会产生的种种不良后果。通过这种"利导思维"和"避害思维"，可以使学生产生趋利避害的心理，为自己发展效力。再次，学校教师还要使教学生坚信只要努力这个期望一定能变成现实。此时，学校教师还要支持并不断鼓励学生努力去实践这一期望。最后，学校教师要帮助学生制订具体实践这一期望的计划，把这一期望具体化、行动化，并从中感受实践期望的乐趣，克服实践期望中的挫折，不断鼓励、支持他们朝这一期望方向前进。必要时，要为他们创造实践这一期望的条件和培养他们为实践这一期望的技能，最终实践这一期望。可见，罗森塔尔效应最重要的是行动。如果只是口头上的抽象的些许承诺是不够的，否则，其影响也只能是短暂的。因此，要使学生产生较大的长远的罗森塔尔效应，就要通过学校教师的实际行动使他们感受到这种期望所带来的温馨、情感的支持和切实指导的关爱，特别是真诚的鼓励。

4. 教育中的皮格马利翁效应

人类本性中最深刻的渴求就是赞美。每个人只要能被热情期待和肯定，就能得到希望的效果。"皮格马利翁效应"提醒我们：自尊心和自信心是人的精神支柱，是成功的先决条件，所以，不管是家长、老师、管理者，都应该切记：不要视别人的自尊心、自信心为儿戏，因为要想让一个人重建自信，不知比破坏一个人的自信心要难上多少倍。

皮格马利翁效应在学校教育中表现得非常明显。受老师喜爱或关注的学生，一段时间内学习成绩或其他方面都有很大进步，而受老师漠视甚至是歧视的学生就有可能从此一蹶不振。一些优秀的老师也在不知不觉中运用期待效应来帮助后进学生。在企业管理方面，一些精明的管理者也十分注重利用皮格马利翁效应来激发员工的斗志，从而创造出惊人的效益。在现代企业里，皮格马利翁效应不仅传达了管理者对员工的信任度和期望值，还更加适用于团队精神的培养。即使是在强者生存的竞争性工作团队里，许多员工虽然已习惯于单兵突进，我们仍能够发现皮格马利翁效应是其中最有效的灵丹妙药。

（三）巴纳姆效应

巴纳姆效应是由心理学家伯特伦·福勒于1948年通过实验证明的一种心理学现象，它主要表现为：每个人都会很容易相信一个笼统的、一般性的人格描述特别适合他。

1. 定义

人们常常认为一种笼统的、一般性的人格描述十分准确地揭示了自己的特点，心理学上将这种倾向称为"巴纳姆效应"（Barnum Effect）。

巴纳姆效应又叫福勒效应，因为它最早是由心理学家伯特伦·福勒于1948年通过试验证明的一种心理学现象，它主要表现为：每个人都会很容易相信一个笼统的、一般性的人格描述特别适合他。即使这种描述十分空洞，他仍然认为反映了自己的人格面貌。而要避免巴纳姆效应，就应客观真实地认识自己。而生活中，算命和星座流行的原因，就是因为有巴纳姆效应的影响。

在2000年前，古希腊人就把"认识你自己"作为铭文刻在阿波罗神庙的门柱上。然而时至今日，人们不能不遗憾地说，"认识自己"的目标距离我们仍然还很遥远。探索其原因，我们不能不提到心理学上的"巴纳姆效应"。

在日常生活中，我们既不可能每时每刻去反省自己，也不可能总把自己放在局外人的地位来观察自己，于是只能借助外界信息来认识自己。正因如此，每个人在认识自我时很容易受外界信息的暗示，迷失在环境当中，受到周围信息的暗示，并把他人的言行作为自己行动的参照。"巴纳姆效应"指的就是这样一种心理倾向，即人很容易受到来自外界信息的暗示，从而出现自我知觉的偏差，认为一种笼统的、一般性的人格描述十分准确地揭示了自己的特点。

20世纪50年代，心理学家保罗·米尔以著名的美国马戏团艺人菲尼亚斯·泰勒·巴纳姆的名字将伯特伦·福勒的实验结果命名为"巴纳姆效应"。

巴纳姆曾经说过一句名言，"任何一流的马戏团应该有能力让每个人看到自己喜欢的节目。"

2. 实验

有位心理学家曾经针对这种效应做过一个实验，他给一群人做完明尼苏达多项人格调查表（MMPI）后，拿出两份结果让参加者判断哪一份是自己的结果。事实上，一份是参加者自己的结果，另一份是多数人的回答平均起来的结果。参加者竟然认为后者更准确地表达了自己的人格特征。

这项研究告诉我们，每个人很容易相信一个笼统的、一般性的人格描述特别适合他。即使这种描述十分空洞，他仍然认为反映了自己的人格面貌。曾经有心理学家用一段笼统的、几乎适用于任何人的话让大学生判断是否适合自己，结果，绝大多数大学生认为这段话将自己刻画得细致入微、准确至极。

下面一段话是心理学家使用的材料，你觉得是否也适合你呢？

你很需要别人喜欢并尊重你。你有自我批判的倾向。你有许多可以成为你优势的能力没有发挥出来，同时你也有一些缺点，不过你一般可以克服它们。你与异性交往有些困难，尽管外表上显得很从容，其实你内心焦急不安。你有时怀疑自己所作的决定或所做的事是否正确。你喜欢生活有些变化，厌恶被人限制。你以自己能独立思考而自豪，别人的建议如果没有充分的证据你不会接受。你认为在别人面前过于坦率地表露自己是不明智的。你有时外向、亲切、好交际，而有时则内向、谨慎、沉默。你的有些抱负往往很不现实。

这其实是一顶套在谁头上都合适的帽子。在生活中，这种效应的典型反映是在算命过程中。

3. 避免途径

要避免巴纳姆效应，客观真实地认识自己，有以下几种途径：

（1）学会面对自己

有这样一个测验人的情商的题目是：当一个落水昏迷的女人被救起后，她醒来发现自己一丝不挂的时候，第一个反应会是捂住什么呢？答案是尖叫一声，然后用双手捂住自己的眼睛。从心理学上来说，这是一个典型的不愿面对自己的例子，因为自己有"缺陷"或者自己认为是缺陷，就通过自己的方法把它掩盖起来，但这种掩盖实际上也像上面的落水女人一样，是把自己眼睛蒙上。所以，要认识自己，首先必须要面对自己。

（2）培养敏锐判断力

很少有人天生就拥有明智和审慎的判断力，实际上，判断力是一种在收集信息的基础上进行决策的能力，信息对于判断的支持作用不容忽视，没有相当的信息收集，很难作出明智的决断。

有一个故事说，一个替人割草的孩子打电话给一位陈太太说："您需不需要割草？"陈太太回答说："不需要了，我已有了割草工。"这个孩子又说："我会帮您拔掉花丛中的杂草。"陈太太回答："我的割草工也做了。"这孩子又说："我会帮您把草与走道的四周割齐。"陈太太说："我请的那人也已做了，谢谢你，我不需要新的割草工人。"孩子便挂了电话。孩子的哥哥在一旁问他："你不是就在陈太太那儿割草打工吗？为什么还要打这电话？"孩子带着得意的笑容说："我只是想知道我做得有多好！"

这个孩子可以说是十分关心收集针对自己的信息，因此可以预见他的未来成长以及可能取得的成就，绝不是一般小孩子能比的。

（3）以人为镜认识自己

通过与自己身边的人在各方面的比较来认识自己，在比较的时候，对象的选择至关重要。找不如自己的人做比较，或者拿自己的缺陷与别人的优点比，都会失之偏颇。因此，要根据自己的实际情况，选择条件相当的人作比较，找出自己在群体中的合适位置，这样认识自己，才比较客观。

（4）通过对重大事件的分析

通过对重大事件，特别是重大的成功和失败认识自己。重大事件中获得的经验和教训可以提供了解自己的个性、能力的信息，从中发现自己的长处和不足。越是在成功的巅峰和失败的低谷，就越能反映一个人的真实性格。

有人说"成功时认识自己，失败时认识朋友"，固然有一定的道理，但归根结底，我们认识的都是自己。无论是成功还是失败时，都应坚持辩证的观点，不忽视自己的长处和优点，也要认清自己的短处与不足。

（四）瓦伦达效应

1. 瓦伦达效应的来由

瓦伦达是美国一个著名的高空走钢索的表演者，他在一次重大的表演中，不幸失足身亡。他的妻子事后说，我知道这一次一定要出事，因为他上场前总是不停地说，这次太重要了，不能失败；而以前每次成功的表演，他总想着走钢丝这件事本身，而不去管这件事可能带来的一切。此后，人们就把专注于事情本身、不患得患失的心态，叫作"瓦伦达心态"。

美国斯坦福大学的一项研究表明，人大脑里的某一图像会像实际情况那样刺激人的神经系统。比如当一个高尔夫球手击球前一再告诫自己"不要把球打进水里"时，他的大脑里就会出现"球掉进水里"的情景，而结果往往事与愿违，这时候球大多会掉进水里。这项研究从另一个方面证实了瓦伦达心态。

法拉第说过一句话："拼命去换取成功，但不希望一定会成功，结果往往会成功。"这就是成功的奥秘。

2. 瓦伦达效应的心理机制分析

瓦伦达效应既反映了情感过程与认知过程的关系，对事物认识程度不同，产生的情绪状态也不同；也反映了情感与意志过程的关系，意志在个体克服困难的过程中，也在调整着个体的情感。达成瓦伦达效应的理想状态有如下原因：

（1）专心致志的结果

瓦伦达成功地走钢索与瓦伦达专心致志是相关的。专心致志，注意力就能高度集中。这里主要有如下几个因素在起作用。一与瓦伦达的有意注意能力强有关，有意注意是一种主动地服从于一定活动任务的注意，是受人的意识控制和支配的。瓦伦达控制注意的能力特强，他不为其他因素所干扰，而始终把注意力集中在走钢索上。二与走钢索的生存刺激强度有关，一般来说，刺激物强度越强引起人的注意也越强，走钢索在毫无安全保护的情况下，这对人的生存来说是一个巨大的刺激，容不得半点马虎，瓦伦达在这种情况下注意力活化了。三与瓦伦达的注意稳定性好有关，良好的注意稳定性确保了瓦伦达走钢索这段时间的高效率、高质量，之所以能有这么好的注意稳定性，是与他对走钢索这项活动的意义理解得深刻、抱有积极态度，而且有浓厚的兴趣有关。四与瓦伦达的体质心情等有关，如果他睡眠不好、心情不佳、十分疲倦，还患有感冒、咳嗽，那么，注意力就很难集中，走钢索就十分危险。可见，高度集中的注意力乃是瓦伦达效应产生的重要原因之一。

（2）瓦伦达走钢索技能熟练之故

平地上我们一般人都能集中注意力，但是到高空的钢索上就都无法集中注意力了。这与一个人的技能有关。这里最重要的是两种技能。一是平衡能力，另一是注意分配能力。这些能力就要靠后天的训练，以至成为技巧，达到有意后注意的水平，这就可以减少注意的紧张性。

（3）不为其他干扰因素干扰

也就是说，与抗干扰能力强是密切相关的。如果在从事某项活动时脑子里一直想着成功的喜悦与表扬，或失败后的痛苦与冷眼，那么，这一活动就很难顺利完成。考试时越想考好越考不好，越怕考不出来越考不出来，这是多少人经历过的事实。

瓦伦达不会以此论英雄，也不想借此扬美名，而是与平时那样有一颗平静之心，至于美名、金钱，那是身外之事，这样却反而都取得了成功，最后一次走钢索因为太注重结果产生的效应，受其他干扰因素影响大，终于酿成了悲剧。那些一心想扬名、挣钱的人，由于动机强度太大，行动中就往往会出问题，要么不协调，要么出偏差。只有把心放在一种平静悠然之中，人的最大潜能才能发挥出来。现实中的大量事物，都充分地证明了这一点，拥有一颗平常心，是可能产生瓦伦达效应的基础保证。

四、胆商、逆商：情感过程与意志过程的有机结合

影响一个人成功的因素是多重的，既有智力因素，也有非智力因素。在非智力因素方面，人们谈论得比较多的有情商，还有胆商和逆商，情商是典型的情感因素，又叫情感智力商数或者情绪智力商数，而胆商和逆商是意志因素与情感因素的结合。

（一）胆商

1. 含义

胆商是指个人在面对困境、克服困难、完成任务时，敢于担责任，有胆略、气魄、勇气的品质，是意志推动情感的积极表现。

2. 胆商高的特点

敢于面对逆境、困境，能够寻求突破；敢于面对压力，能把压力变动力的人；敢于面对变化，胆商高的人遇到变化很兴奋，善于从变化中找到机会；敢于面对竞争，寻求创新；该放弃的要放弃；敢于承担责任。

（二）逆商

1. 概念

"逆商"一词可能对一些人来说比较陌生，它的全称是"逆境商数"，一般是指挫折商和逆境商，指人们遭遇逆境的时候，有什么样的反应方式。简而言之，就是面对挫折、摆脱困境的能力。遭遇挫折，逆商高的人挫折感就越低，逆商低的人挫折感就越高。没有什么教育比逆境来得更实在，没有不经历挫折失败的成功者，只有害怕挫折失败的放弃者。

2. 逆商衡量的四个标准

（1）控制感

控制感是指人们对周围环境的信念控制能力。逆商高的人，能够审时度势，有坚定的信念，对周围环境和场面有很强的掌控能力，能够透过危险的表象把握机遇，化险为夷，转危为安。

（2）起因和责任归属

人们对成败有不同的心理归因，逆商高者，往往从可控的内部因素寻找原因，主要从自身的努力程度来反思事情的成败。而逆商低者，往往把成败的原因归结为不可控的外部原因，比如任务难度的高低，运气的好坏，或者归结为内部不可控因素，个体天赋的高低等。

（3）影响范围

逆商高者，不会因为一件小事耿耿于怀，影响整个情绪情感，波及一些无关的事情，影响人际关系和办事效率。

（4）持续时间

持续时间是指逆商中的耐力因素，高逆商者能够扛住长时间的高压，在逆境中持之以恒，奋斗不息，终于赢得胜利。低逆商者，往往浅尝辄止，很快扛不住压力，有些倒在即将胜利的黎明之前。

3. 如何培养逆商

教会孩子生存能力，不经历风雨如何见到彩虹；培养忍耐力和自制力；多与外界进行交流和接触；培养自信心和承受挫折的能力；培养孩子的合作意识。

（三）智能手机时代青年学生的胆商、逆商特点，及其对情感发展的影响

从调查结果来看，当代青年学生（调查对象主要是在校本科生）的胆商、逆商具有如下特点：

1. 智能手机时代青年学生的胆商特点

（1）整体胆商较高

当代青年学生生活在和平年代，独生子女占较大比例，家庭条件比

较宽裕，独自遇到的困难比较少，大部分学生胆商比较高，有些学生自信心爆棚，什么事情都敢尝试，泰山崩于前而面不改色。智能手机的普遍使用，也为他们提供了便捷的求助工具，这也助长了他们的自信，提高了他们的胆商。

（2）存在胆商虚高倾向

从表面看，现在的青年学生很有自信心，胆子大，胆商高，尤其在网络虚拟环境中，在电脑上，或者智能手机上，可以血气方刚、义愤填膺，指点江山，挥斥方遒。典型代表是"键盘侠"。但是这些人回到现实世界，往往不敢直面困难，采取逃避主义。近年来，大学毕业生考研人数逐年递增，调查数据显示，半数以上学生考研，并非对学术的追求，只不过不敢面对求职场上的激烈竞争，通过考研、读研回避竞争。

（3）胆商不稳定

智能手机时代的青年学生在未接受严峻挑战前，往往自认为能力很强，尤其是部分有公众号的学生，看到自己有一批粉丝，更是信心满满，但遇到现实问题无法解决时，信心严重不足，胆商迅速降低。在一些电视真人秀节目上，也有类似情形。有些青年学生，在电视节目中的求职栏目上，一开始口气很大，当被企业老板追问时，很快手足无措。

2. 智能手机时代青年学生的逆商特点

（1）逆商偏低

当代青年学生普遍生活条件比较好，在生活中受到的磨难不多，长期处在父母、老师的保护和关照中，没有亲身经历艰难困苦，逆商很难提高，经受不了压力。从高校学生停学退学理由较大比例与心理问题相关，也反映了他们的逆商偏低。

（2）提高逆商的内部动力不足

当代青年学生的逆商偏低，承受挫折的能力弱，但其中不少并不愿意积极应对，主动提高，而是捧着智能手机生活在虚拟世界。

3. 胆商、逆商对情感发展的影响

意志在发生强度、持续时间等方面对情感都有深远影响。

（1）胆商高者更有激情

高胆商者敢作敢为，敢爱敢恨，生活中情感丰富，更有激情。

（2）逆商高者情感更能持久

高逆商者能够坦然面对困难，在逆境中坚强前行，情感更稳定，更持久。

（四）意志因素影响情感体验的经典心理效应

意志因素影响情感体验的经典心理效应有很多，如：布利丹效应、拆屋效应、半途效应等。这里重点介绍布利丹效应。

1.布利丹效应的概念和来历

布利丹效应是从一个外国成语引申而来的，指代决策中犹豫不决、难做决定的现象。因此要求决策者、企业经营者学会避免布利丹效应。该效应源于法国经院哲学家布利丹一个关于驴的故事，这个故事形成的"布里丹毛驴效应"，被人们用来喻指那些优柔寡断的人。

布利丹效应，又称布利丹毛驴效应。14世纪，法国经院哲学家布利丹在一次议论自由问题时讲了这样一个寓言故事："一头饥饿至极的毛驴站在两捆完全相同的草料中间，可是它却始终犹豫不决，不知道应该先吃哪一捆才好，结果被活活饿死了。"

2."布利丹效应"的三大特点

第一，追求最优，往往会一再丧失机遇；

第二，最乱，情绪乱、思维乱，选择的标准乱；

第三，最慢，问题发现得慢，决策慢，执行慢。

3.产生布利丹效应的心理原因

（1）难以确定选择标准

决策难在选择，选择难在标准，而不是难在方案多，多个标准难在排序，谁是第一标准、第二标准。

（2）排序难在理智

管理的"理"还有一层含义是排序，先干什么后干什么。在工作中要抓主要矛盾，牵牛鼻子、抓关键环节。

过去说"家有三件事，先拣急事办"。但急办容易出差错。急事要缓办，放半天，多想想会考虑得更周到。"急事先办"是情绪化的表现，人的情绪像钟摆一样，摆到最高点兴奋、激动，容易失误；摆在最低点消极、焦虑，更容易失误。影响日常工作的不仅仅是智力，情绪的影响更直接、更明显、更强烈。决策者应该懂得鱼与熊掌不可兼得，避免一山看着一山高，选择只要适合，不追求最好，制定的目标要有可行性，并不断修正原目标。

4. 应对思路

采用稳健的决策方式；要养成独立思考的习惯；严格执行一种决策纪律；不要总是试图获取最多利益；在不利环境中不能逆势而动。

5. 经典案例

有一企业家，随着事业发展，手下人手日增，人多嘴杂主意多，逢事必争个高下。企业家不知听谁的好，根本无法形成决策，企业运行陷入瘫痪。企业家怀疑自己无能，不敢见人，整日闭门看报学经。这日，见报上介绍一个新产品，名曰"决策机"，立即买来一台，并严格按照使用说明进行操作。这一来，凡有需决策之事，他就进小黑屋叮叮当当按几下机器，便回身答复"行"或"不行"。手下人不明就里，直夸老板变得果断英明。一日，企业庆功，企业家酒后吐真言，英明者乃"决策机"也。手下大喜，既如此，我们何不把这个英明的钢铁家伙拆开来研究透了，仿制了来卖？说干就干，切割机开始工作，切开一层又一层，厚厚的彩色钢铁终于被切开，核心部件露出真面目——硬币一枚，一面写着 YES（行），另一面写着 NO（不行）。

第四章　智能手机时代青年学生情感心理的性别差异

男女大学生的情感心理肯定存在差异，并且这种差异一定会被打上时代烙印，具有相应的时代特征。智能手机时代，大学生的认知范围、信息获得渠道和信息获得量与以往发生了很大变化，其情感心理的性别差异也应该有相应的变化，呈现新的发展态势。为了更好地了解智能手机时代大学生情感心理的性别差异发展新态势，我们在较大范围内开展了调查研究。

一、智能手机时代青年学生情感心理性别差异的实证研究

（一）研究假设

H0：智能手机时代，青年学生在处理情感问题时，在择偶标准、情感期待、主动态度等方面存在明显的性别差异，并且这种差异表现出明显的时代特征。

H1：智能手机时代，青年学生在处理情感问题时，在择偶标准、情感期待、主动态度等方面无明显的性别差异。

（二）研究方法和调研对象

1. 研究方法

采用调查研究的方法，主要是线上问卷调查。为了更加全面和深入地理解情感心理的性别差异，我们从学生之中收集了一些有关情感的问题，并在课堂上和课后的线上开展了讨论，然后在此基础上，整理了20道问题，制定调查问卷（见附录一）。问卷内容主要集中在择偶标准、情感责任、情感期待等方面，也涉及了示爱方式、情感经历等问题。要求调查对象从五种不同程度的认可度上进行单项选择。预调查采用纸质问卷在小范围内调查，然后在此基础上修订问卷，通过问卷网平台在大范围内收集样本，调查对象通过智能手机作答。

2. 研究对象

主要面对在校本科学生，调查对象来自全国20多个省区市，100多所高校。最后回收有效答卷519份，其中男生125人，女生394人。男女比例严重失调的一个重要原因是，我们直接调查的班级男女学生比例本身不协调，虽然并没有如此悬殊的差距；另一个重要的原因很可能是女生对情感问题更感兴趣，而男生的兴趣相对要低一些，在要求他们发动自己外校的新朋友和老同学参与调查时，女生相对积极一些，而男生配合没有这么积极。

（三）调查结果

调查结果的部分内容基本印证假设，但也有部分内容并没有印证假设，反映了智能手机时代不同性别学生的情感心理出现了一些新的变化迹象。采用SPSS20.0进行分析，对两者均值差异性作 T 检验，检验结果见表4-1。

表 4-1 青年学生情感心理的性别差异分析（N=519）

	男（N=125）		女（N=394）		T
	M	SD	M	SD	
Q1	5.94	1.068	5.74	1.108	1.751

	男（N=125）		女（N=394）		T
	M	SD	M	SD	
Q2	4.68	1.255	4.37	1.178	2.539*
Q3	4.98	1.353	4.83	1.414	1.034
Q4	5.73	1.214	4.34	1.054	11.461**
Q5	4.86	1.253	3.99	1.145	7.247**
Q6	5.02	1.298	4.30	1.180	5.816**
Q7	4.69	1.125	4.49	1.188	1.603
Q8	4.56	1.088	4.80	1.125	−2.067*
Q9	4.54	1.133	5.68	1.145	−9.781**
Q10	5.31	1.234	5.74	1.173	−3.478**
Q11	5.06	1.233	4.65	1.199	3.257**
Q12	4.83	1.268	4.93	1.152	−.781
Q13	5.17	1.162	4.60	1.073	5.018**
Q14	4.46	1.208	4.57	1.145	−.856
Q15	4.91	1.205	4.54	1.206	3.000**
Q16	5.84	1.081	5.30	1.169	4.776**
Q17	5.04	1.139	4.84	1.110	1.788
Q18	5.79	1.057	5.75	1.018	.362
Q19	5.25	1.133	5.60	1.054	−3.208**
Q20	5.12	1.189	5.44	1.069	−2.873*

附注：M 均值，SD 标准差，*P<0.05，**P<0.01。

如表所示，针对以下问题的回答，在显著性水平为 P<0.01 时，有差异：Q4（恋爱中，我主动哄对方，逗对方开心）、Q5（选择我爱的人，即使对方没表示喜欢我，我也义无反顾地追求或等待）、Q6（我认为男追女隔座山，女追男隔层纱）、Q9（在恋爱中，我想享受被宠的感觉，不愿意受委屈）、Q10（两情相悦是最理想的，但是如果我爱的人不爱我，还是选择爱我的人吧）、Q11（我认为爱情的最佳类型是经由长久友情发

展起来的）、Q12（我相信最好的爱情是"门当户对"）、Q15（假如对方有一阵子忽视我，我会做出一些"傻事"来吸引其注意）、Q16（我认为男方应当在家庭的幸福、婚姻的美满中担负更多的责任）、Q19（希望另一半总能够察觉我的需要并尽力满足我）；在显著性水平为 P<0.05 时，如下选项有差异：Q2（我更在乎曾经拥有一场轰轰烈烈、刻骨铭心的爱，即使并不天长地久）、Q8（如果对方太依赖我，我会和他保持一些距离）、Q20（选择对象时，我会尊重父母及其他家人的意见）；其他选项无显著差异。具体情况如下：

1. 呈现显著差异的选项

（1）在"爱我"与"我爱"两难选择中，存在明显性别差异

在两难选择中，尤其是自己很难把控全局时，男生往往更加钟情于自己的所爱，哪怕对方并不领情，前途并不乐观，有将近40%的男生选择义无反顾地坚持，而女生只有大约10%的人会这样；女生更容易改变立场，高达60%以上的女生在所爱之人不喜欢自己时转而求其次，选择爱己之人，寻求心灵的安慰，而男生只有44%（见表4-2）。

表4-2 在对待"我爱的人"与"爱我的人"的不同情感态度

问题	性别	不认可	基本不认可	不置可否	基本认可	认可
Q5. 选择我爱的人，即使对方不喜欢我，我也义无反顾地追求或等待	男	18.4%	17.6%	36%	25.2%	12.8%
	女	46.2%	23.4%	20.1%	5.8%	4.6%
Q10. 如果我爱的人不爱我，还是选择爱我的人吧	男	12.0%	8.8%	35.2%	24.0%	20.0%
	女	5.6%	9.6%	22.8%	29.4%	32.5%

（2）男女对情感存在不同的期待

男女对于被关爱、呵护有着不同的期待值，有半数以上的女生希望总是被恋人关注，哄着、宠着，而男生则不到40%；男生将近半数选择不需要被宠，女生不到14%。两者的差别非常明显，见表4-3。

表 4-3　男女对情感的不同期待值

问题	性别	不认可	基本不认可	不置可否	基本认可	认可
Q9.我想享受被宠的感觉，不愿受委屈	男	20.8%	28.8%	32.8%	31.2%	6.4%
	女	5.3%	8.6%	28.4%	27.7%	29.9%
Q19.希望另一半总能察觉我的需要并尽力满足我	男	7.2%	16.0%	38.4%	21.6%	16.8%
	女	3.8%	9.4%	32.2%	32.0%	22.6%

（3）在求偶与相处中谁需要更加主动的态度差异显著

在求偶或找异性朋友时，不少男生（37%）认为"男追女隔座山，女追男隔层纱"，男生处于劣势，被要求主动出击，承担被拒绝的风险，谈恋爱不容易；但女生并不这么认为，有57.6%觉得在找异性朋友和求偶中，女性更加被动，更不容易找到心仪的另一半。生活中，男生会更加主动哄女友开心，56.8%的男生作出了肯定选择；但女生更希望的是被宠、被哄，却只有11.3%选择会主动哄男友开心（见表4-4）。

表 4-4　情感生活中的主动性差异

问题	性别	不认可	基本不认可	不置可否	基本认可	认可
Q6.我认为男追女隔座山，女追男隔层纱	男	17.6%	14.4%	31.2%	21.8%	15.2%
	女	32.2%	25.4%	28.9%	6.9%	6.6%
Q4.恋爱中，我主动哄逗对方，逗其开心	男	7.2%	5.6%	30.4%	20.8%	36.0%
	女	27.7%	24.4%	36.5%	8.8%	2.5%

（4）在婚恋、家庭的责任感上存在明显的性别差异

调查结果显示女生更在乎男友的以往情感经历，男生的宽容度更高。在对待男人是否应该承担更多的家庭与婚姻责任时，虽然显示明显差别，但是反向差别，即更多的男性（将近70%）认可这种观点，而女生则有超过20%的调查对象不以为然，也许智能手机时代的女大学生的责任意识在增强（见表4-5）。

表4-5　婚恋、家庭责任感上的性别差异

问题	性别	不认可	基本不认可	不置可否	基本认可	认可
Q16.男方应该在家庭幸福、婚姻美满中担负更多责任	男	4.8%	5.6%	21.6%	36.8%	31.2%
	女	7.9%	16.2%	31.7%	26.4%	17.8%
Q13.我不在意对方过去的情感经历	男	10.4%	14.4%	37.6%	23.2%	14.4%
	女	16.2%	30.7%	35.0%	12.4%	5.6%

2. 无明显差别的选项

（1）情感的持久性与深刻性方面不存在明显差异

在对待更加相信一见钟情还是日久生情、更加在乎曾经拥有还是天长地久等提问时，预见男女的态度应该有比较明显的差异，估计男生更加大胆，更多人相信一见钟情，追求轰轰烈烈的至爱，但调查结果并没有显示显著差异，似乎男女学生都偏向于现实，认可平平淡淡才是真，对那种戏剧性的浪漫与炙热，大多学生抱谨慎态度（见表4-6）。

表4-6　情感的持久性与深刻性

问题	性别	不认可	基本不认可	不置可否	基本认可	认可
Q1.与一见钟情相比我更相信日久生情，哪怕平平淡淡	男	4.0%	4.0%	24.0%	30.4%	37.6%
	女	4.1%	8.1%	28.9%	27.7%	31.2%
Q2.我更在乎曾经拥有一场轰轰烈烈刻骨铭心的爱，即使并不长久	男	23.2%	28.8%	29.6%	17.6%	8.8%
	女	28.9%	27.7%	27.4%	9.6%	6.3%
Q14.我理想中的爱情应当如偶像剧里那般浪漫而炙热	男	27.2%	24.8%	29.6%	11.2%	7.2%
	女	18.0%	34.8%	27.4%	12.2%	7.6%

（2）择偶时，对对方颜值、才华、人品、家境的要求没有明显差别

按照一般思维，以及对平常生活的观察，感觉男女青年择偶时，男性更加注重对方的容貌外表，而女性似乎更加"重才"或"重财"，在一些相亲电视节目中，部分女嘉宾的"重财"倾向比较明显，即所谓的"拜金女"。但调查结果显示，这种差别并不明显，不管是男生还是女

生，选择对象或找恋人时，相比于颜值、家境等外在因素，更加看重内才，能够透过现象看本质（详情见表4-7）。

表 4-7　青年学生择偶时的观测因素

问题	性别	不认可	基本不认可	不置可否	基本认可	认可
Q7. 择偶时，首先看颜值，其次才是才华、人品和家境等因素	男	18.4%	21.6%	39.2%	14.4%	6.4%
	女	23.9%	29.4%	27.4%	11.9%	7.4%
Q12. 我相信最好的爱情是"门当户对"	男	17.6%	24.8%	26.4%	19.2%	12.0%
	女	12.7%	20.6%	38.8%	16.8%	11.2%
Q18. 相比颜值、家境等，我希望另一半更欣赏我的是才干	男	3.2%	6.4%	29.6%	29.6%	31.2%
	女	3.0%	6.9%	28.2%	35.5%	26.4%

（3）宽容感取向

在日常生活中，谁都不能容忍另一半的出轨，但在原谅对方身体出轨与精神出轨的无奈选择中，似乎男性更不能容忍另一半的身体出轨，女性更不能原谅精神出轨。不过，调查结果并没有支持这种观点，在对精神出轨甚于身体出轨的认可度上，男女学生的答案惊人地相似，都是16.8%的人认可，基本认可的比例也很接近，男生18.4%，女生16.0%。两者对待精神出轨甚于身体出轨的反对人数与支持人数也没有反映出统计学意义上的显著差异（见表4-8）。

表 4-8　男女生对对象出轨宽容取向的对比

问题	性别	不认可	基本不认可	不置可否	基本认可	认可
Q3. 身体出轨与精神出轨之间，我更不能原谅精神出轨	男	20.8%	12.8%	31.2%	18.4%	16.8%
	女	26.4%	14.0%	26.9%	16.0%	16.8%

（四）调查研究结论及讨论

调查结果基本上验证有关情感心理性别差异的传统观点，比如男生更加主动外露，女生更加委婉内敛，各自的婚恋观也存在一些明显的区别。生理差别、社会分工、性别刻板印象、父母区别对待共同促进儿童性别角色的发展，几种因素并列发挥作用，从整个社会来说，起递进作用，因为基于性别的社会分工产生性别的刻板印象，层层递进，强化孩子的性别角色，并且在千百年的社会进化中不断发展和强化。到高中毕业、大学入学阶段，青年学生的性别角色基本定型，其情绪体验、情感反应就会具有明显的性别差异。但调查结果也显示，在智能手机时代，大学生的情感心理性别差异又会呈现一些新的特点和发展迹象。

1. 交友和择偶时，两者都具有明显的现实主义和理性倾向

在发展迅速、竞争激烈的当今社会，大学生的现实主义倾向非常明显，对一些抽象、浪漫的感觉少了一份热情，比如交友择偶时，不管男生还是女生都有60%以上调查对象明确表示倾向于比较稳健的日久生情，只有约10%的调查对象倾向于比较浪漫但并不可靠的一见钟情；在交友与择偶的观测点上，都更加看重内在的才华和人品（超60%），少部分人（不到20%）更看重外在的容貌。智能手机时代的大学生，通过手机获得丰富的外部信息，了解到很多正反案例，在处理情感问题时，能够比较理性地面对现实，作出比较合理的选择，而且在这方面男女学生的观点有趋同的迹象。

2. 处理情感问题时，女生自我中心倾向更加明显

传统观点认为女性情感更加细腻，希望有人关心与呵护，同时也温柔贤惠，会关心体贴对方。调查数据显示，女生在两性相处时，自我中心倾向上远远高于男生，感觉这种倾向比革命年代、中华人民共和国成立年代明显很多，比如明确表示"我想享受被宠的感觉，不愿受委屈"的男女比例是6.4∶29.9，而在"关心体贴对方，主动逗乐对方"的肯定选择上，男女比例是36.0∶2.5。很多女生只想着被宠、被哄，但并不怎么考虑对方的感受。独生子女时代，很多家庭溺爱孩子，许多女孩子被视若掌上明珠，宠出了"公主病"。智能手机时代，一些偏宠女性的文艺作品产生了负面影响，不少综艺作品里经常调侃男性，娇宠女性。有时把怕老婆当作一种美德，在智能手机时代，大学生使用智能手机看这些文艺作品非常方便，有些女人喜欢利用智能手机作为自媒体，自娱自乐发一些

拔高女人地位的段子，某种程度上助推了部分女生的"公主病"。虽然大部分男生愿意在与女朋友的交往中更加积极主动，呵护关心对方，但也有不少男生不愿意总是让着、哄着，觉得心累，不愿做"冤大头"或"傻蛋"。

3. 承担家庭责任方面，女生主动意识强于传统观点

传统观点"男主外，女主内"，养家糊口主要是男人的责任，在现代社会为结婚生子买房买车的主要责任也是男方的。调查结果显示，虽然仍有大部分男生（将近70%）认同这种观点，但智能手机时代女大学生的态度已经发生很大转变，有超过20%的调查对象不以为然，认为女生在承担家庭责任、维系婚姻关系、维护二人情感上，应该承担同样的责任。智能手机时代的女大学生学历提高、能力增强、眼界开阔，不愿意在家庭责任和情感生活中充当配角，自强意识、责任意识在增强。

（五）对待对方过往情感经历，男生宽容态度强于传统观点

在是否在意对方以往的情感经历上，有一种说法是，"女人看重的是男人心的最后归宿，而不纠结于以往与谁有过交往；男人看重自己的女人是否把自己当作第一人，而且许多男人有处女情结"。但本次调查结果却得出了相反的结论：有37.6%的男生选择不在意对方的过往情感经历，而作出肯定选择的女生只有18.0%，比例不到男生的一半。也许是智能手机时代，娱乐节目和娱乐圈中结婚、离婚、复婚、再婚这样的事情太多了，男生见多了，听多了，部分男生已经接受了这种现实，加之男性的心胸要宽广一些，对女友的过往情感经历并不十分在意。女生对这方面故事的了解程度不会低于男生，但女性的细腻情感和强烈的自我保护意识，促使她们对有恋爱史的男生更加不放心，更有防患意识。

（六）教育启示

调查显示，大学生退学、休学的现象有逐年增加的趋势，在这些退学休学的学生中因为心理原因的占较大比例，其中不少学生与情感心理相关。了解智能手机时代大学生的情感心理新态势，有针对性地开展情

感心理教育和心理健康教育，意义重大。

1. 结合智能手机时代特征，调整情感教育内容

智能手机时代信息传播渠道多，信息传播速度快，大学生思维活跃，接受能力强，对新事物、新观点的好奇心比较强。他们情感丰富，在处理情感问题中存在的困惑、疑问也比较多，对他们进行情感教育，就不能停留在传统观点上，一定要尊重他们的所思所想。比如，调查结果显示，大学生在对待情感问题时，男生女生都显示了高度的现实主义和理性态度；针对各自在家庭和婚恋中的责任，虽然男女学生的选择呈现明显差异，但这种差异显示的是双方不认为对方一定要承担更多责任，大部分男生自认为应该更加主动，承担更多责任；为数不少的女生并不这么认为，觉得在维系感情和承担家庭责任时，双方是平等的，要求某方承担更多责任并不合理。这种男生的主动态度及女生的平等意识具有积极性，应该顺应时代特点给予鼓励，不断健全学生的个性，丰富学生的情感生活。如果讲一些比较抽象的道理，宣扬一些高调、空洞的伦理道德，恐怕不会收到良好的教育效果。只有根据时代特征，联系他们的切实需要，因势利导地进行引导，才有利于他们树立正确婚恋观和家庭观，才有利于他们在处理情感问题时走出困境，把握方向。

2. 发挥智能手机的积极作用，改进情感教育方法和途径

智能手机时代，人们对手机的依赖性很强，手机也是联络感情、增进友谊的重要工具，但面对面用口语进行交流的能力在下降，大学生在这方面的表现比较明显，经常看到一群学生坐在一起各自玩着手机，相互之间并不交流。在与老师交流时，也喜欢用微信或 QQ，不愿意当面交流。对大学生进行心理健康教育和情感教育时，也应考虑这种特点，充分发挥智能手机的积极作用，利用微信、QQ 进行交流和讨论。这比面对面，学生更加放松，更加坦诚，更容易达成共识。

3. 针对性别差异特性，促进相互了解

既要承认和尊重不同性别情感的差异，又应该在人生观、价值观、婚恋观方面宣传一些正能量的共性，和而不同，求同存异，引导学生各自发挥自己的优势，构建新型异性交往关系。受生理机制和社会环境的

影响，情感心理的性别差异客观存在，有些差异还非常明显。比如，对情感的期待，大部分女生总希望男友哄着自己、宠着自己，逗自己开心，不愿意受委屈，但是自己并不愿意主动付出。这种情感预期性别差异，容易造成交友过程中的隔阂和不协调。在课程教育和学生工作中，教师有必要引导学生理解这种情感心理的性别差异，同时学会尊重异性的情感，鼓励他们重视现实需要，留出浪漫空间；尊重自我内心，谨防自恋成癖；积极承担责任，适当放松自我，用积极包容的态度与异性相处和结交异性朋友。

（七）关注大比例人群的同时，不能忽视小概率群体

调查结果显示大部分大学生能够理性处理情感问题，但也有小概率的学生具有浪漫情结，非常注重外表，这与时代风气有关。智能手机时代，是一个高度关注颜值的时代，原本作为称赞别人容貌的"帅哥""美女"等词被作为性别称呼，并且整个社会普遍接受，爱美之风可见一斑。电视电影节目中帅哥靓妹成为众多粉丝追逐的偶像；许多人用智能手机自拍，晒美颜照，仿佛这个社会已经成为高颜值消费的时代，且长久不衰。我们不能说关注外表，爱美不好，也不能说浪漫情调，喜欢一见钟情有问题，但如果只注重外表，而不进行理性思考、理性选择，很容易出问题，许多学生情感出现挫折就与重感性、轻理性相关。因此在情感教育时，不能忽视这小部分过于倚重感性的学生，引导他们在情感问题上妥善处理理性与感性的关系。

二、情感心理性别差异的生理原因

男女在情绪知觉、情绪体验、反应过程都存在生理上的差异。

（一）情绪体验的性别差异

1.强度与频度上的差异

在情绪体验上，女性比男性更频繁地体验到情绪，且程度更强烈。研究表明，积极情绪上，女性更热情，更愿意表达，更关心他人，幸福

感与生活满意度更高；在消极情绪方面，人们在不同年龄层次都存在抑郁、恐惧、悲伤等情绪，且不同年龄层次的人这些消极情绪的体验不同，与男性相比，女性的情感体验更强更深。格罗斯曼、伍德（Grossman，Wood，1993）选取5种不同的情绪（愉悦、恐惧、愤怒、悲伤、喜爱）对比试验发现，除愤怒外，其他4种情绪女性有更高频率，表现更深刻。

2. 内容上的差异

在情绪体验的内容上，男性与女性也存在差别。在嫉妒情绪体验上的差异尤其明显，比如女性把感情不忠看得比性事不忠更让人悲伤（Mathes，1985），觉得精神出轨甚于身体出轨；男性倾向相反，更不能接受另一半的身体出轨。这与前文的调查研究结果有出入，可能智能手机时代的青年学生对待情感的理解不同于20世纪末的传统观点。在消极情感嫉妒上，也存在明显的性别差异，男性和女性对引起嫉妒的原因存在不同的敏感性。所谓嫉妒，是指个体和另一个人（指伙伴）之间已有的某种重要关系面临丧失，而被第三者得到时，个体所体验到的情绪。同伴在才华、事业上的优势更容易引起男性的嫉妒，女性更容易对同伴在容貌、家庭幸福等方面的优势心生嫉妒。

3. 反应上的差异

评估面部肌肉运动的肌电图 EMG 不仅能看到那些明显表现情绪反应的大肌肉的反应，也可看到那些肉眼难以察觉的肌肉运动。不少研究证实皱眉肌区域对消极、不愉快的刺激更敏感，颧骨肌区域对于积极、愉快的刺激更敏感（Cacioppo Petty，Losch，Kim，1986）。布拉德利、哈姆（Bradly，Hamm，1993）研究发现，观看系列诱导情绪幻灯片时，女性皱眉肌的活动比男性更多；Grossman 等人的研究表明，女性比男性显示出更大的面部肌肉运动，他们认为女性比男性有更强程度的身体肌电反应。

（二）生理特点差别是情感体验不同的物质原因

1. 情绪调节性别差异的脑网络研究

情绪调节是个体对情绪知觉、体验和反应过程施加影响的一种能力。这种能力可以有效地帮助个体理解和调节情绪，对于个体的身心健康极为重要，而在个体对情绪的知觉、体验和反应的调节过程中存在极大的性别差异。男性涉及自上而下的认知描述评估系统（主要是内侧额上回和后扣带）对中央内侧杏仁核和伏隔核的调节，以及自上而下的结果评估系统（主要是外侧眶额皮层）对背侧前脑岛的调节。女性涉及自上而下的结果评估系统（主要是右侧额下回）、自下而上的知觉评估系统（主要是颞上回和颞中回）与情感评估系统（主要是背侧前脑岛）对中央内侧杏仁核和伏隔核的调节，以及自上而下的结果评估系统（主要是腹内侧眶额皮层）对背侧前脑岛的调节有关。对情绪的调节，男性主要是自上而下的系统参与，女性不仅有自上而下的系统，还涉及更多自下而上的系统参与，这可能是行为研究中高情绪调节能力的男性对于情绪信息的加工比女性更加有效率的原因。

2. 女性的生理结构独特性

女性承担人类怀胎生育的功能，在生理结构上与男性明显不同。怀胎十月的过程中，女性为了婴儿的顺利降生，在情感上更加温柔、细腻。在与胎儿互动的过程中，获得了更加丰富的情感体验。

三、情感心理性别差异的社会原因

（一）社会分工角色的强化作用

性别角色是社会规范和他人期望所要求于男女两性的行为模式。许多研究结果表明，男女情感体验的差异很大程度上缘于社会分工的性别角色。社会角色模型认为，从社会和文化因素—性别成见—顺从于社会对个体的期望—把社会期望内化于自我概念，是一个依次递进的模型，个体在这个发展过程中逐渐把社会期望内化于自我概念，形成自己的性别角色。

社会和文化对不同社会行为持不同价值取向，基于身体结构差异的社会分工，强化了男女情绪体验、情感反应的差异。农耕社会，男耕女织，男主外，女主内，男人负责经济收入，女人充当沟通者。即使到了现代社会，随着科技的发展，许多农耕社会需要男人承担的体力活已经由机器来完成，女人已经涉猎很多男人工作的传统行业，但女性的生理特点表明她们更加适合类似家庭看护者的工作，婴儿出生后一般由母亲哺育、照顾，与婴儿沟通。基于社会分工的性别差异产生了典型的女性情感特征：善于表达情绪，关心自己和他人的情绪状态，情绪易变；典型的男性情感特征则为：情绪稳定、坦然、沉稳。基于社会分工的性别角色加速了男女情感心理的分化。

（二）性别刻板印象的潜移默化作用

康德利（Condry）在1976年的一个经典实验中表明，人们存在明显的性别刻板印象，实验中，204名男女被试对同一个婴儿因4种不同的唤醒刺激引起的情绪反应作等级评定，结果显示，被试对婴儿情绪等级的评定因被告知婴儿性别不同而显示显著差异。调查表明，女性比男性更易情绪化。性别刻板印象认为，男性与女性相比，男性表达的愤怒感和自豪感会更多，而女性则会表达更多的快乐、恐惧、喜爱、悲伤和同情，且她们在这些方面的体验比男性更加深刻。还有研究显示，女性比男性体验到更多的羞耻感、内疚感。女孩因为将来要充当母亲的角色，需要更多的情绪表达技巧和更深的情绪体验。在充当母亲这一角色时，本身就比男性更多的情绪表达技巧和更深的情绪体验又被进一步强化。

（三）父母和其他看护人的区别对待也会影响情感心理的性别差异

从婴儿降生到长大成人的过程中，孩子的父母和其他监护人，都会有意无意地对不同性别的孩子进行区别对待，在言行中按社会性别角色进行要求。比如对女孩更温柔、细腻，对男孩则要求更多的勇敢、刚毅，更加积极主动。在婴儿期，母亲会因孩子的性别不同呈现不同的情绪，0—1岁，母亲对女儿会比对儿子呈现更加丰富的表情。若母亲与孩子谈论更多的情绪，则孩子能体验和表达更加丰富的情绪。性别角色的差异更多通过观察和模仿习得，孩子在成长过程中，会自觉或不自觉地参照成年人性别角色，男孩会模仿爸爸和别的成年男性的言行，女孩会参照和模仿母亲或别的成年女性的言行。言行规范与情绪体验、情感反应紧密相关，男孩女孩在父母及其他看护人的影响下，在对成年人的模仿过程中，逐渐形成了自己的社会性别角色，并形成相应性别角色的情感体验和情感反应。前文的调查结果也基本上验证了这些理论探讨结论。

　　社会分工、性别刻板印象、父母的区别对待共同促进儿童性别角色的发展，这三种影响对个人来说，并列发挥作用，从整个社会来说，起递进作用，因为基于性别的社会分工产生性别的刻板印象，受社会分工、刻板印象的影响，孩子的父母和其他监护人有区别地对待不同性别的孩子，层层递进，强化孩子的性别角色。但这三个方面的最初原因还是男女生理结构的差异，不仅因为生理结构的差异适合承担不同的社会分工，还因为生理结构差别在生育和养育下一代的过程中必定充当不同的角色，形成不同的情感知觉、情感体验与反应，并且在千百年的社会进化中不断发展和强化。到高中毕业、大学入学阶段，青年学生的性别角色基本定型，其情绪体验、情感反应就会具有明显的性别差异，在智能手机时代这个特定时代，青年学生的情感心理性别差异又会呈现一些新的特点。

第五章　智能手机时代青年学生的情感智力

有人说，影响一个人成功的个体因素有智商、情商、胆商和逆商，所谓胆商是指胆魄、胆识，能够当机立断，具有战略眼光等方面的个人素质；所谓逆商，是指个人在逆境中奋发向上、不屈不挠、坚忍不拔、持之以恒的素质。进而指出，智商高者可做技术人才、科研人才；胆商高者具有开拓精神，可做市场营销人才、军事人才；逆商高者，可做研发人才、企业高管；情商高者，可做秘书、外交人才；四商皆高者，才是决策人才、领袖人才，划时代的英雄人物。其实胆商、逆商都与情感情绪有关，与智商关系不大，可以归入情商，也就是说，情商在个人的发展中具有非常重大的意义，研究情绪情感心理就不能绕过情商。

情商（Emotional Quotient）通常是指情绪商数，简称 EQ，主要是指人在情绪、情感、意志、耐受挫折等方面的品质。总的来讲，人与人之间的情商并无明显的先天差别，更多与后天的培养息息相关。它是近年来心理学家们提出的与智力和智商相对应的概念，提高情商是把难以控制的情绪部分转变为可以控制的因素。从最简单的层次上下定义，情商也叫情绪智力，是理解他人及与他人相处的能力。戈尔曼和其他研究者认为，这种智力是由五种特征构成的：自我意识、控制情绪、自我激励、认知他人情绪和处理相互关系。情商越来越多地被应用在企业管理学上。对于组织管理者而言，情商是领导力的重要构成部分。

一、情商研究的发展历程

1925年，桑代克提出了社会智力（social intelligence）的概念，他认为，拥有社会智力的人"具有了解及管理他人的能力，能在人际关系上采取明智的行动"，并把"社会智能"描述为与他人相处的能力。

1935年，美国心理学家亚历山大（Alexander）在他的《智力：具体与抽象》一文中提出了非智力因素（nonintellectual factors）的概念。

1940年，韦克斯勒（Wechsler）提出普通智力中的非智力因素，并于1943年提出非智力因素是预测个人成功的关键因素。智能的情感部分可能是生活成功的必要组成部分。

1983年，加德纳（Gardner）发展了多元智力理论（theory of multiple intelligence），其中，情绪维度成分包括：内省智力（introspection intelligence）和人际智力（interpersonal intelligence）这两项能力，让"社会智力"的概念再一次受到教育界以及心理界的重视。

1987年吐基思 – 比思利在《门萨》杂志上发表了一篇文章，其中用到"情商"（即EQ，用来衡量情感智能的商数）这个术语。尽管巴昂（Rcuven Bar-On，以色列著名心理学家）声称自己在未发表的毕业论文中已经用过这个术语，但大家还是公认这篇文章是首次使用"情商"并发表。

1988年，心理学家Bar-On第一个使用"EQ"这个名词，并编制了世界上第一个标准化的情绪智力量表，根据他的定义，EQ还包括了那些能影响我们去适应环境的情绪以及社交能力。

1990年，美国心理学家萨洛维（Salovy）和梅耶（Mayer）重新解释了情绪智力这个概念并提出了较系统的理论。随后对情绪智力的研究便得到了迅速发展，情绪智力这个术语也得到了广泛使用。同年，心理学家彼得·萨洛维和约翰·梅耶在《想象、认知和人格》杂志上发表了标志性的文章《情商》。

1995年，心理学家、哈佛大学的丹尼尔·戈尔曼教授出版《EQ》一书，荣登世界各国畅销书的排行榜，在全世界掀起了一股EQ热潮，使

EQ 一词走出心理学的学术圈，走入人们的日常生活。同年，心理学家兼《纽约时报》科学记者丹尼尔·戈尔曼的《情商：为什么情商比智商更重要》一书出版后，情商这个概念得到普及。

2000 年，由 Bar-On 主编的《情绪智力手册》出版，它标志着情绪智力研究进入一个新的阶段。

二、情商的构成要素

（一）最新国际情商 12 项

最新国际情商12项（情绪情感智慧），由两位美国心理学家约翰·梅耶（新罕布什尔大学）和彼得·萨洛维（耶鲁大学）于1990年首先提出。最新国际情商标准12项包括：自信心、独立性、同理心、情绪管理、挫折抵抗、问题解决、人际交往、感恩、责任感、专注力、创造力、领导能力。

1. 自信心

1岁后孩子逐渐产生了自我意识，开始根据自己的需要行事。当他以反抗的方式对父母作出回应时，也正是其自信心发展的重要时期。心理学家将自信心喻为孩子潜力的"放大镜"。对于一件事情，如果一个人坚信自己能够成功，他就会努力去做，即使遇到困难，他也不怀疑自己，而是绞尽脑汁、继续努力；即使出现了挫折，他也不会灰心，相信这是暂时的，从教训中获取经验对自己进行调整，最后获得了成功；假如一个人认为自己不能做到，那么，只要困难一出现，虽然他本来有能力解决，但是他不相信自己，自我判定自己不行而选择放弃，最后他就真的不能成功。

2. 独立性

为什么有的孩子遇到很多问题会自己解决，在游戏中能够充当组织者或领导者，想出别人想不到的好主意？千万不要吃惊或羡慕别人家养了个"精英儿童"，那绝不是短时间形成的"独立性"，而是取决于父母对孩子每一件小事的态度，是一点点累积而成的。

3. 同理心

有同理心的人往往被人们认为是"善解人意"的。同理心就是感同身受，也就是设身处地去体会别人的感受，懂得关心他人，理解他人。具有同理心的孩子有能力从细微的信息去察觉他人的需要，能将他人的感受内化为自身的感受，设身处地为别人着想。在人际交往中，同理心起着异常重要的作用，这也是基本的人际关系技巧。

4. 情绪管理

在孩子开始说话之前，他就在用哗哗往下掉的泪珠儿、高亢的尖叫、甜蜜的笑容、皱成一团的小脸，表达着他最直接的情绪。你安抚他的手，你凝视他的眼神，你对他哭声的反应，都会对他产生深远的影响。从开心到讶异，从苦恼到痛苦，从生气到害怕，还有害羞、恐惧……随着孩子的成长，他能够表达越来越多的情绪。此外，还将学会如何控制自己的情绪，进行情绪的自我调节。情绪是孩子的"晴雨表"，一旦合理运用情绪这张"晴雨表"，孩子将生活在情绪管理的晴朗天空下。

5. 挫折抵抗

在孩子成长的过程中，他的许多个"第一次"都给父母带来无限欣喜，但唯有一种"第一次"我们希望它晚些，再晚些到来，那就是孩子第一次遭遇失败和挫折。是的，虽然童年的快乐"无边无际"，但就像学走路的时候总会摔跤，失败和挫折也总有一天会到来。父母希望自己的孩子摔跤时不哭，更希望他在生活的考验面前微笑。姑且把这种微笑的能力叫"挫折抵抗力"，它让孩子可以像球一样，每一次被拍打时都能高高弹起。

6. 问题解决

幼儿园里，孩子因为玩具发生了争执，这时孩子生气的反应不过是"谁打了谁"，如同一个冷眼相看的旁观者，而老师知道了就会把欺负人的孩子教训一顿。但这么做无法解决根本的问题，好欺负人的孩子还会继续，形成了一个恶性循环。为什么这样的事长期存在而解决不了呢？关键在于孩子缺乏自我解决问题的能力。当孩子遇到了问题，不是先考虑自己该怎么解决，而是想到老师和父母会给予帮助的，这种过分依赖老师和家长的做法是无法解决根本问题的。有很多父母认为，自己的孩子年龄小，不具备解决问题的能力。实际上，即使是很小的孩子，也会运用一些策略和办法来解决问题。我们不能给予孩子未来的一切，能给予孩子的只是独立解决问题的能力。但是当我们真正给予孩子解决问题的能力时，就等于给了孩子未来的一切。

7. 社会交往

心理学家认为：一个人的成功30%靠才能，70%靠人际关系。在竞争日益激烈的今天，在孩子逐渐成长的过程中，人际交往能力和沟通能力的强弱是评估孩子能否在同龄人中脱颖而出的重要因素，也是关系到孩子在未来人生道路能否顺利发展的重要技能。培养孩子的社会交往能力，其实就是教孩子如何做人，这将关乎孩子的一生。

8. 感恩

感恩是一种处世哲学，也是生活中的大智慧。一个智慧的人，不应该为自己没有的东西斤斤计较，也不应该一味索取和使自己的私欲膨胀。学会感恩，为自己已有的而感恩，感谢生活给予你的一切。这样你才会有一个积极的人生观，才会有一种健康的心态。

一个生活贫困的男孩为了积攒学费，挨家挨户地推销商品。傍晚时，他感到疲惫万分，饥饿难挨，而他推销得却很不顺利，以至于他有些绝望。这时，他十分饿，他敲开一扇门，希望主人能给他一杯水。开门的是一位美丽的年轻女子，她却给了他一杯浓浓的热牛奶，令男孩感激万分。许多年后，男孩成了一位著名的外科大夫。曾给他恩惠的女子，因为病情严重，当地的大夫都束手无策，便被转到了那位著名的外科大夫所在的医院。外科大夫为妇女做完手术后，惊喜地发现那位妇女正是多年前在他饥寒交迫时，热情地给过他帮助的年轻女子，当年正是那杯热牛奶使他又鼓足了信心，完成了学业。那位妇女想这次费用一定很贵，当她鼓起勇气看时惊喜地发现：手术费单上有一行字——手术费 = 一杯牛奶。

9. 责任感

一位11岁的美国男孩，在踢足球时不小心踢碎了邻居家的玻璃。为此，邻居向他索赔12.5美元。闯了祸的男孩在向父亲认错之后，其父亲要他对自己的过失行为负责。他为难地说："可我没有钱赔人家呀。""你没钱我可以借给你，但你必须在一年后还我。"从此，这个男孩每逢周末与节日都外出打工挣钱，经过几个月的艰苦努力，他终于攒足钱还给了他的父亲。这个男孩就是后来成为美国总统的里根，在他成年之后回忆这件往事时说："通过自己的劳动来承担自己的过失，使我懂得了什么叫责任。"可见，从小培养孩子的责任感，对于孩子的健康成长是多么的重要。

10. 专注力

专注力是指一个人的注意力高度集中于某一事物的能力。专注力直接关系到一个人的某项工作或事业是否能够取得成功。专注是所有学有所成者的共同特征。可以说，世界上任何人的成功都与专注紧紧地联系在一起。一次，英国物理学家牛顿请朋友到家里来做客，饭菜做好后，他就进实验室专心致志地做实验去了。朋友来后找不着牛顿，等了好一阵子，因急于赶去上班，就独个儿把饭菜吃了，并把吃剩下的鸡骨放在盒子里，然后走了。后来，牛顿做完实验准备吃饭，当他看见盒子里的鸡骨头时显出突然醒悟的样子，哈哈大笑说："我以为自己还没吃饭哩，原来早已吃过了。"一个人要成就一番事业，因素是多方面的，而其中很重要的一点就是专心，也即专注。专注就是集中注意力，不分散精力，不三心二意。专注来自目标的专一，目标专一才会集中精力、体力，才会越专越深，越来越向目标靠近。专注是成功的先决条件。

11. 创造力

创造力，是人类特有的一种综合性本领。一个人是否具有创造力，是一流人才和三流人才的分水岭。它是知识、智力、能力及优良的个性品质等复杂多因素综合优化构成的。

12. 领导力

"领导能力是把握组织的使命及动员人们围绕这个使命奋斗的一种能力。"美国前国务卿基辛格（Henry Kissinger）博士说："领导就是要让他的人们，从他们现在的地方，带领他们去还没有去过的地方。"通用汽车副总裁马克·赫根（Mark Hogan）对领导者的描述："记住，是人使事情发生，世界上最好的计划，如果没有人去执行，那它就没有任何意义。我努力让最聪明、最有创造性的人们在我周围。我的目标是永远为那些最优秀、最有天才的人们创造他们想要的工作环境。如果你尊敬人们并且永远保持你的诺言，你将会是一个领导者，不管你在公司的位置高低。"

永远不要怀疑，一小组有思想和关心的公民可以改变这个世界，事情的确就只是这样。

——玛格丽特·米德（Margaret Mead）

领导力就像美，它难以定义，但当你看到时，你就知道。

——沃伦·班尼斯（Warren Bennis）

（二）丹尼尔·戈尔曼的情感智商五要素

约翰·梅耶和彼得·萨洛维1990年提出的最新国际情商12项，并没有引起全球范围内的关注，直至1995年，时任《纽约时报》的科学记者丹尼尔·戈尔曼出版了《情商：为什么情商比智商更重要》一书，才引起全球性的EQ研究与讨论，因此，丹尼尔·戈尔曼被誉为"情商之父"。

丹尼尔·戈尔曼接受了萨洛维（P.Salovy）的观点，认为情感智商包含五个主要方面：

①了解自我，监视情绪时时刻刻的变化，能够察觉某种情绪的出现，观察和审视自己的内心体验，它是情感智商的核心，只有认识自己，才能成为自己生活的主宰；

②自我管理，调控自己的情绪，使之适时适度地表现出来，即能调控自己；

③自我激励，能够依据活动的某种目标，调动、指挥情绪的能力，它能够使人走出生命中的低潮，重新出发；

④识别他人的情绪，能够通过细微的社会信号敏感地感受到他人的

需求与欲望，是认知他人的情绪，这是与他人正常交往，实现顺利沟通的基础；

⑤处理人际关系，调控自己与他人的情绪反应的技巧。

（三）不同情商的特征

不同情商的人，其情绪表现存在明显的差异：

1. 高情商

情商科学家发现，大脑控制情绪的部分（边缘系统）受损的人，可以很清晰和符合逻辑地推理和思维，但所作出的决定都非常低级。科学家因此断定，当大脑的思维部分与情感部分相分离时，大脑不能正常工作。人类在作出正常举动时，是综合运用了大脑的两个部分，即情感部分和逻辑部分。一个高情商的人是会综合利用大脑中的各个部位的，并在大多数情况下运用其大脑皮层部分。

情商的水平不像智力水平那样可用测验分数较准确地表示出来，它只能根据个人的综合表现进行判断。心理学家们还认为，情商水平高的人具有如下的特点：

a. 社交能力强，外向而愉快，不易陷入恐惧或伤感；

b. 对事业较投入；

c. 为人正直，富于同情心；

d. 情感生活较丰富但不逾矩，无论是独处还是与许多人在一起时都能怡然自得。

专家们还认为，一个人是否具有较高的情商，和童年时期的教育培养有着密切的关系。因此，培养情商应从小开始。

其典型表现为：①自动自发，②目光远大，③情绪控制，④认识自我，⑤人际技巧。即：尊重所有人的人权和人格尊严，不将自己的价值观强加于他人，对自己有清醒的认识，能承受压力，自信而不自满，人际关系良好，和朋友或同事能友好相处，善于处理生活中遇到的各方面的问题，认真对待每一件事情。

2. 较高情商

自信而不自满，很乐观，很幽默，能站在别人的角度想问题，有较好的人际关系，做事不怕难，心理承受能力强，能应对大多数的问题。

3. 较低情商

易受他人影响，自己的目标不明确，比低情商者善于原谅，能控制大脑，能应付较轻的焦虑情绪，把自尊建立在他人认同的基础上。但缺乏坚定的自我意识，人际关系较差。

4. 低情商

自我意识差，没有自信，无确定的目标，也不打算付诸实践，严重依赖他人，说话和做事时从不考虑别人的感受，经常大发脾气，处理人际关系能力差，应对焦虑能力差，生活无序，爱抱怨。总喜欢为自己的失败找借口，推卸责任，做事怕困难，胆量小。心理承受能力差，受不了一点打击，经常流泪，对生活感到悲观绝望。

三、情商作用

智商、情商，这是人类如何更好地适应社会与环境的基础。一个人的智商一般来说是比较稳定的，虽然可以开发，但是不会有太多的变化。但我们的情商是不同的，当我们经历了很多的人生经历、感情历程、刺激等时，我们的情商就会随着提高。所以一个成熟的人，他们的情商比一个不成熟的人要高很多。

我们都知道，一个人的智商，可以决定我们的成就。爱因斯坦的智商有175，所以他是最伟大的物理学家之一。但你是否知道，一个人的情商，也可以决定我们的成就。情商是表示认识、控制和调节自身情感的能力。情商的高低反映着情感品质的差异。情商对于人的成功起着比智商更加重要的作用。

情商主要与非理性因素有关，它影响着认识和实践活动的动力。它通过影响人的兴趣、意志、毅力，加强或弱化认识事物的驱动力。智商不高而情商较高的人，学习效率虽然不如高智商者，但是，有时能比高智商者学得更好，成就更大。因为锲而不舍的精神使勤能补拙。另外，情商是自我和他人情感把握和调节的一种能力，因此，对人际关系的处理有较大关系。其作用与社会生活、人际关系、健康状况、婚姻状况有密切关联。

情商低的人人际关系紧张，婚姻容易破裂，领导水平不高。而情商较高的人，通常有较健康的情绪，有较完满的婚姻和家庭，有良好的人际关系，容易成为某个部门的领导人，具有较高的领导管理能力。

四、情商的提高

情商的水平不像智力水平那样可用测验分数较准确地表示出来，它只能根据个人的综合表现进行判断。心理学家们还认为，情商水平高的人具有如下的特点：社交能力强，外向而愉快，不易陷入恐惧或伤感，对事业较投入，为人正直，富于同情心，情感生活较丰富但不逾矩，无论是独处还是与许多人在一起时都能怡然自得。专家们还认为，一个人是否具有较高的情商，和童年时期的教育培养有着密切的关系。

情商 EQ 形成于婴幼儿时期，成型于儿童和青少年阶段，它主要是在后天的人际互动中培养起来的。青春期是一个人的黄金时代，因为这是一个人走向成人的一个过渡时期。在这个时期，其学习和发展任务是非常重要的。但是，中学生由于面临着生理上、心理上的急剧变化，还有学业上的巨大的压力，这些都会使现代中学生造成心理失衡和复杂的心理矛盾，甚至产生种种不良的后果。据一份22个城市的调查报告显示，实际上我国中学生中有各种心理问题者达15%—20%，表现形式以亲子矛盾、伙伴关系紧张、厌学和学习困难、考试焦虑等现象为多。这些问题的发生大多与学生的自我控制能力有关，多是源于其心中时常涌出的各种非理性情绪。而提升 EQ 水平最快捷、最有效的方法是心理训练。常见的提高情商的方法有8个。

（一）学会划定恰当的心理界限

你也许自认为与他人界限不明是一件好事，这样一来大家能随心所欲地相处，而且相互之间也不用激烈地讨价还价。这听起来似乎有点道理，但它的不利之处在于，别人经常伤害了你的感情而你却不自知。其实仔细观察周遭你不难发现，界限能力差的人易于患上病态恐惧症，他们不会与侵犯者对抗，而更愿意向第三者倾诉。如果我们是那个侵犯了别人心理界限的人，发现事实的真相后，我们会感觉自己是个"冷血的大笨蛋"。同时我们也会感到受伤，因为我们既为自己的过错而自责，又对一个第三者卷进来对我们评头论足而感到愤慨。界限清晰对大家都有好处。你必须明白什么是别人可以和不可以对你做的。当别人侵犯了你的心理界限，告诉他，以求得改正。如果总是划不清心理界限，那么你就需要提高自己的认知水平。

（二）保持大脑血液充足

找一个适合自己的方法，在感觉快要失去理智时使自己平静下来，从而使血液留在大脑里，作出理智的行动。

美国人曾开玩笑地说：当遇到事情时，理智的孩子让血液进入大脑，能聪明地思考问题；野蛮的孩子让血液进入四肢，大脑空虚，疯狂冲动。是的，当血液充满大脑时，你头脑清醒，举止得当，反之，当血液都流向你的四肢和舌头的时候，你就会做蠢事，冲动暴躁，口不择言。事实上，科学实验证明，当我们在压力之下变得过度紧张时，血液的确会离开大脑皮层，于是我们就会举止失常。此时，大脑中动物的本性起了主导作用，使我们像最原始的动物那样行事。要知道，在文明社会中，表现得像个原始动物会带来大麻烦。

控制情绪爆发有很多策略，其中一个方法就是注意你的心率，它是衡量情绪的精确尺子。当你的心跳快至每分钟100次以上时，整顿一下情绪至关重要。在这种速率下，身体分泌出比平时多得多的肾上腺素。我们会失去理智，变成"好斗的蟋蟀"。当血液又开始涌向四肢时，你可以选用以下的方法来平静心情：

深呼吸，直至冷静下来。慢慢地、深深地吸气，让气充满整个肺部。把一只手放在腹部，确保你的呼吸方法正确。

自言自语。比如对自己说："我正在冷静。"或者说："一切都会过去的。"

有些人采用水疗法。洗个热水盆浴，可能会让你的怒气和焦虑随浴液的泡沫一起消失。

你也可以尝试美国心理学家唐纳·艾登的方法：想着不愉快的事，同时把你的指尖放在眉毛上方的额头上，大拇指按着太阳穴，深吸气。据艾登说，这样做只要几分钟，血液就会重回大脑皮层，你就能更冷静地思考了。

（三）建立可供抱怨的伙伴关系

想抱怨时，停一下先自问："我是想继续忍受这看起来无法改变的情形呢，还是想改变它呢？"

对于没完没了的抱怨，我们称之为唠叨。抱怨会消耗精力而又不会有任何结果，对问题的解决毫无用处，又很少会使我们感到好受一点。几乎所有的人都发现，如果对有同情心的第三方倾诉委屈，而他会跟着一起生气的话，我们会感觉好受一些。有人对你说："可怜的宝贝。"这对你来说是莫大的安慰，你的压力似乎减轻了，于是你又能重新面对原有的局面了，尽管事情没有任何改变。但是如果你不抱怨，就会感受到巨大的心理压力。压力有时并不是个坏东西，是的，它也许会让你感觉不舒服，但同时也是促使你进行改变的力量。一旦压力减轻，人就容易维持现状。然而，如果压力没有在抱怨中流失，它就会堆积起来，达到一个极限，迫使你采取行动改变现状。

因此，当你准备向一个同情你的朋友抱怨时，先自问一下：我是想减轻压力保持现状呢，还是想让压力持续下去促使我改变这一切呢？如果是前者，那就通过抱怨把压力赶走吧。每个人都有发牢骚的时候，它会让我们暂时好受一些。但如果情况确实需要改变的话，下定决心切实行动起来吧！

（四）扫除一切浪费精力的事物

什么是不利于我们提高情商的力量呢？答案就是一切浪费精力的事

物。许多人的神经系统就像父亲的手一样，长了厚厚的老茧。我们已经习惯于意识不到精力的消耗。精力是微妙的，但也可以体会到明显的变化，比如听到好消息时，肾上腺素会激增，而听到坏消息时，会感到精疲力竭。我们通常不会留意精力细微地消耗，比如与一个消极的人相处、在桌上到处找一张纸等。

你的生活中有哪些缓慢消耗精力的事情？我家的墙角堆着一小块地毯，每次看到它，我都会想可能有人会被它绊倒。这本不是什么大不了的问题，但它分散我的精力。这就是我们如何界定分散精力的事物——每次接触之后都会感到精力被分散了。有时和朋友所处也是如此——相互吸取和给予精力，但有些朋友是吸血鬼，他们只会吸取你的精力。这时有两个选择：一是正视这个问题，建立心理界限继续与他们谨慎交往；另一个是减少与这种人交往。的确，我们需要去除缓慢地浪费精力的东西，解脱出来以集中精力，提高我们的情商。想加速——你可以选择减小阻力或增加推动力。试试我们提供的方法吧：

1. 经常列出消耗你精力的事情。

2. 系统地分析一下名单，并分成两部分：

A. 可以有所作为的。B. 不可改变的。

3. 逐一解决 A 单中的问题。比如对我来说，把汽车钥匙挂在一个固定的钩子上，这样就不用到处找了。

4. 再看一下 B 单中的问题，你是否有把握？有没有把其中一些移到 A 单加以解决的可能？

5. 放弃 B 单中的问题。

（五）找一个生活中鲜活的榜样

我们都曾经历过学榜样的年代，那些榜样对于我们来说高尚而又疏远。于是我们学榜样的热忱在和榜样的距离中渐渐熄灭了，因为我们知道，自己也许一生都成不了大英雄。是的，你不能成为大英雄，但你可以成为一个快乐的常人，比如你的朋友丹宁，她精力充沛、年轻、大方、聪明、有趣。她经营妇科诊所、做公司顾问、为一家市报定期写专栏文章，有英俊的丈夫和可爱的女儿。你身边有这样的出色人物吗？把他作为你的榜样吧！你可以想：他所能做的我也可以，但我们的风格迥异，我不可能以他的方式完成他所做的事。但我会模仿他做的一些事，以我的方式来完成。从他身上你总能看到从来没察觉到的自身潜能。在周围的人中找出你学习的榜样吧！他们比你聪明，所受教育更好，层次更高，比你更有毅力，你会在追赶他们的过程中自然地提高自己的情商。

（六）为人父母

为人父母会教会你很多东西。当孩子尖叫"为什么不给我买？我恨你！"时，你不能绝望，不能暴怒，你需要理解他并接受其怨恨的现实。要知道，这是孩子所能给予你的最好的礼物，当然这种恨不要持续下去。养育孩子是一个双赢的结局。在养育孩子的过程中，孩子学会了如何与还不算成熟的年轻父母相处。作为父母的我们，则在抑制我们的需求来满足孩子的需求的过程中磨平了棱角。养育孩子会自动提高我们的情商，使我们成为更合格的父母。如果你不愿意生养孩子，不妨试试为朋友看孩子，与孩子相处可以真正地提高我们的情商。

（七）从难以相处的人身上学东西

我们的周围有很多牢骚满腹、横行霸道、装腔作势的人，我们多么希望这些人从生活中消失，因为他们会让人生气和绝望，甚至发狂。为什么不能把这些人圈起来，买张飞机票，送到一个小岛上，在那里他们再也不会打扰到别人？可是，最好别这样，这些难以相处的人是我们提高情商的帮手。你可以从多嘴多舌的人身上学会沉默，从脾气暴躁的人身上学会忍耐，从恶人身上学到善良，而且你不用对这些老师感激涕零。而且，你定义的"难以相处的人"，最终被证明可能只是与你不同的人，而对所谓的难以相处的人来说，你也是难以相处的人。应付难以相处的人最有效的方式就是灵活。也就是说，发现他们的方式，在与之交往的过程中，尽量灵活到采用与之相同的方式。如果这人喜欢先闲谈再谈正事的话，你的反应应当是放松下来，聊聊家常。另一方面，如果这人直截了当，你也应当闲话少说，直奔主题。这样，在与难以相处的人打交道时会更有效率，而且会发现这些人并不是那么难以相处。

应付难以相处的人的第二点就是把他们当成礼物。朱迪嫁给了一个霸道的人。婚姻生活对她来说充满坎坷，因为她没有很明确的界限。在分手多年以后，她学会了感谢他，因为他教给她建立和维持界限的重要性。现在再遇到这样的男人时，她根本不在乎。朱迪说："当与他一起生活过以后，这些家伙你就会根本不放在眼里。"如果她当时嫁给了一个随和的人，她可能到现在还没有明确的界限，也很难对付那些难缠的家伙。不过，如果可以选择的话，或许我们永远不会选择难以相处的人。

（八）尝试改变

时不时尝试另一种完全不同的方式，你会拓宽视野，提高情商。

你是一个性格开朗外向的人还是性格内向、只喜欢独处或和几个密友在一起的人呢？你喜欢提前计划好每一天，以知道要干些什么事，还是毫无计划呢？人人都有自己的偏爱，如果可以选择的话，每个人都会选择自己偏爱的方式。然而，突破常规，尝试截然相反的行动会更有助于我们的成长。如果你总是聚会中热衷于做中心人物，这次改改吧，试着让那些平日毫不起眼的人出出风头。如果你总是被动地等待别人和你搭讪，不妨主动上前向对方问个好。时不时尝试另一种完全不同的方式，你会拓宽视野，提高情商。

五、智能手机时代大学生的情商特点

利用情商测试量表了解青年学生的情商基本情况，有利于更有针对性地指导学生调节情绪、情感，提高情感智力，促进学生的全面发展。为了更好地了解智能手机时代青年学生情商的新特点和发展新趋势，本研究在小范围内利用丹尼尔·戈尔曼量表（见附录二）对部分大学生进行了情商测试，初次测试，因为样本较小，发出100份，只回收有效答卷71份，测试结果的代表性不是很强，测试结果为：大多数被测试对象的情商20左右（总分25），平均值19.35，男生20.46，女生18.87。测试结果显示男生明显优于女生。扩大样本，测试对象超过200后，再次测试结果显示男女情商无显著差异。测试结果显示智能手机时代的青年学生的情商具有如下特点：

（一）情商普遍较高

在总分为25的情商量表里，总体衡量，25个题中答"是"达到20个以上者属于高情商，在14—19个之间者情商属于中等，13个以下者情商则偏低。测试结果显示，大学生的测试分数大部分在20分左右，平均分为19.35，最高分23，最低分12。大部分同学的情商在中等以上，接近高情商，只有极少数的情商在14分以下，属于低情商。当然，有可能部分学生掩饰了自己情商中的不足，有虚高的倾向，但总体来说，学生情商较高。

（二）自认为对自身情绪有较高的认识

分析调查结果，可以看出，大学生自认为对自身情绪有较高认识，对以下两条选对的有90%以上：对自己的性格类型有比较清晰的了解；知道自己在什么样的情况下容易发生情绪波动。但观察发现，其实智能时代的部分大学生的自我认识程度并没有他们自己反映的那么乐观，往往高估了自己，好高骛远、眼高手低，过分自信。因此在测试时，有可能在认识自己的选项上拔高了自己。当然，也有部分学生低估了自己。但不管高估，还是低估，都不恰当，都不应该在这方面获得高分。

（三）对自身情绪的控制力不高

调查结果显示，对有点自身情绪控制的选项中普遍得分不高，以下选项选"是"一般在50%左右：遇事三思而后行，不赞同"跟着感觉走"；遇到不顺心的事能够抑制自己的烦恼；遇到意想不到的突发事件，能够冷静应对；受到挫折或委屈，能够保持能屈能伸的乐观心态；出现感情冲动或发怒时，能够较快地"自我灭火"；听到批评意见包括与实践情况不符的意见时，没有耿耿于怀的不乐。

年轻人本来就血气方刚，脾气大，不善于控制自己的情绪，加之这代孩子独生子女较多，小时候受到的关爱，甚至溺爱比较多，更不善于控制自己的情绪。女生在自身情绪控制方面分数偏低。

（四）比较了解他人情绪

调查结果显示，大部分学生在有关"比较了解他人情绪"的选项上得高分，以下选项选"是"的超过90%：经常留意自己周围人们的情绪变化；与人交往知道要了解和尊重他人的情感；能够说出亲人和朋友各自的一些优点和长处。

但观察结果表明，智能手机时代的青年学生在了解他人情绪与人交往方面并不理想，即使是朋友相会，当面语言交流得比较少；各自捧着手机，自得其乐的比较多；自我中心主义的亦不在少数；口语交流，尤其是与不熟悉的人，包括老师和同学交流时，很少积极主动，往往是老师问一句，才勉强答一句，而且是眼睛望着手机，并不与交谈者目光交流。这部分的分值应该存在高估的误差。

六、情商概念的缺陷

情感智商概念和理论的提出有其积极的作用。应该看到，智力问题是一个极为复杂的问题。情感智商概念从情绪情感过程分析智力的本质，为人们最终发现或接近智力的本质，提供了一个新的视点和分析途径。它从一个新的角度为智力理论的变革提供了理论基础。该理论在分析情感智力时，突出了对情绪的监控、管理和调节活动在智力活动中的作用；在阐述人际关系时融入大量的人本主义心理学观点，有利于儿童的情感发展和情感教育。它开始涉及社会文化因素对智力的影响，超出了传统智力理论的范畴，也超出了以认知过程分析的智力理论的范畴，极大地丰富了智力的内涵。然而，我们在接受这一新观点时，有必要清楚地看到它的局限性，对情感智商的概念和理念应有一个正确的看法。

（一）相关缺陷

1. 概念并不精准

情感智商不是一种系统的理论。从以上对情商特征的分析可以看到，它从多元智商出发，从认知心理学的超认知概念，引出超情绪概念，并把它作为情商的核心；在阐述人际关系能力时，融入大量的人本主义思想；重视从智力发挥作用的社会生活环境出发，定义情感智力。这种情况，一方面可以认为情商概念是综合现代心理学研究的结果，但是另一方面它更多地表现出的是现代心理学不同研究、不同理论的组合，是由不同的心理学研究和理论拼凑而成的。这样认为，主要是在情商概念中所提到的有关认知心理学研究、人本主义心理学研究、情绪心理学研究在许多方面是互相矛盾和冲突的。要把它们有机地结合起来，存在巨大困难。

2. 基石并不扎实

情商理论在考虑智力运用的实际环境，对情绪情感在人生成功道路上的作用做经验分析上，迈出了可喜的一步。情绪情感确实对学业、事业、婚姻的成功有重要的影响。丹尼尔·戈尔曼也列出情绪情感在预测学业成就方面优于 IQ 的事例。但是有关的论述更多的是经验的总结，而不是科学研究的结果。对"自我知觉"是情感智商的核心，也只是一种理论设想，并不是情感智商本身。"到现在为止仍没有可称为情感智商量表的纸笔测试，也许永远也不会有。"反映了丹尼尔·戈尔曼自己意识到情商是个模糊的概念，要了解它的本质是困难的，人们在这方面也难以达成一致。如果情商概念本身不精确，它对事业、学业等的预测性肯定不高。情感智商的理论基石并不扎实，从表面看，情商概念好像理论与实际依据都非常充分，但实则不然。

3. 核心的超情绪

自20世纪70年代中期弗来维尔（Flaver）提出超认知概念后，人们逐步重视智能活动中对认知过程本身的认知及自我意识的研究,以求揭示影响认知效率的高级控制因素的作用。这一概念,迅速在心理学的众多方面得到反映。超感觉、超记忆等先后出现。戈尔曼则把超认知的思想引入情绪表面,"超"概念的引入,似乎朝解决一些心理学,包括智力问题方向迈进了一步。但是仔细分析,不难看到,问题依然存在,并且使问题埋得更深。如果"超"计划、调节、控制是智力、情感智商的核心,那么又是谁在计划、调节、控制它们呢?目前,心理学无法解决这种逻辑上的混乱和循环论证。情商概念也不例外。

4. 实证内容少

号称心理学第三思潮的人本主义,并没有像它期望的那样取得骄人的成绩。虽然人本主义心理学思想对于反对行为主义,重视在人际关系下人的潜能的发挥、重视人的目的、意向的作用、强调自我理解、个人如何看待自己,为理解人的主观行为提供了途径和经验方法,有其积极的作用。它为理解人的行为提供了一个较灵活、开放的理论框架。然而,我们在看到它的优点时,不能不注意到它的不足。人本主义心理学思想,更多谈的是一种人们普遍的感觉,而不是一种科学。由于人本主义心理学的现象学和存在主义思想基础,使人本主义心理学的概念太含糊、太不明确,要从理性的角度证明人本主义的概念是困难的,其情感色彩太厚。

人本主义,基本上是一门常识性的学科。在心理学中,人本主义逐步失去地位。以人本主义心理学思想作为重要组成部分的情商概念,要摆脱人本主义心理学固有的弱点是困难的。目前,情商概念是经验东西多,实证的内容少。

引用了大量的现代情绪研究成果,特别是一些神经心理学成果,来说明情绪对人类生存的重要性。但是有关阐述与情商概念的关系并不十分密切。丹尼尔对认知与情感关系的表述是模糊的,实际上他也看到了这一点。"如果读者对神经结构细节不感兴趣,可跳过第一站(本书注:即神经结构部分),直接从本站开始旅程",这种状况与之相连的情绪心理学的发展现状极为有关。情绪问题是一个极为复杂的心理学问题。情绪是体验，又是反应；是冲动，又是行为。情绪是体验、表现和情绪生理所构成的一种复杂状态，它与环境、认知、行为相联系。情绪是生理和心理多水平的整合。情绪的心理学研究由于出发点、研究方法、研究方向的差异，导致情绪理论研究结果和结论都存在很大差异。目前，情绪心理并没有达到一致的共同范畴和共同的语言，其研究也经常自相矛盾。在这种情况下，试图以情绪的研究来完全支持情商概念存在相当困难。

心理学中一般认为情感，由低到高分为情绪、情感、情操。情商虽称为情感智商，但概念主要涉及的是与生理需要的满足相联系的情绪，而没有涉及与人的社会需要的满足相联系的情感、情操。脱离与人生观等相联系的情感、情操，谈情绪、人际关系的调节，其作用是有限的。情绪调节的作用更多地限于一时一地，而情感、情操的影响才是弥漫性的、持久的、普遍的。

总之，本书认为，情感智商概念的提出有其积极的方面，但也具有其固有的缺点。我们在运用这个概念，尤其是运用此概念进行情感教育时，应该扬其长而避其短。盲目地一概接受是有害的。

（二）智商、情商与意商的辩证关系

智商、情商与意商的辩证关系主要表现在四个方面。

1. 智商是情商的基础，情商是意商的基础

任何情商都必须建立在一定的智商的基础之上，没有基本的智商，就不可能存在任何情商；任何意商都必须建立在一定的情商的基础之上，没有基本的情商，就不可能存在任何意商。

2. 情商是一种特殊的、相对独立的智商

智商是一种对自身利益、集体利益和社会利益的认识能力；情商是一种特殊的、相对独立的智商，它是一种更加强调人际关系的认知能力。

3. 情商的发展能够助推智商的发展

情商较高的人能够充分有效地利用自己现有的智力资源，并使自己的智力朝着能够产生最大效益的方向发展，而不是盲目地、凭一时兴致

来发展自己的智力；意商的发展又为情商的发展确立基本的方向，意商较高的人能够有效地控制自己的情感和行为活动，不会盲目地爱一个人或恨一个人，他会使自己的情感朝着能够产生最大效益的方向发展。

4. 智商、情商与意商既相互区别、相互独立，又相互促进、共同发展

一般来说，智商的提高将有利于情商与意商的提高，情商的提高也将有利于智商与意商的提高。不过，这三者毕竟是相对独立的，智商较高的人，其情商与意商未必较高；情商较高的人，其智商与意商未必较高。

第六章　智能手机时代大学生慵懒习惯中的情感心理

　　智能手机时代，青年学生一个非常普遍的习惯是玩手机，而且不分时间地点和场合，部分大学生上课时，既不带教材，也不带笔记，就是一个空人带一部手机。态度好一点的，老师讲课时，学生咔咔用手机拍一下黑板上的板书或者投影屏上的内容，权当作笔记，不爱学习的，或者对教学内容不感兴趣的，则在独自玩着手机，追剧、聊天、游戏，都有可能。智能手机的普及和其功能的齐全，以及使用方便，在某种程度上助长了慵懒习惯的养成，这种慵懒习惯下的情感具有明显的时代特点。

一、智能手机时代慵懒习惯的几个网络热词

　　有人说，性格决定习惯，习惯决定命运。说的是性格与习惯之间的密切关系，习惯对命运的深远影响。而习惯肯定受情感的影响，习惯行为和习惯思维一定是因为个体能够从这种习惯中获得某种满足，希望长此以往保持这份满足的主观体验，即使有些习惯从理智上觉得有害身心，应该改掉，也可能因为情感压倒了理智而无法改变或很难改变。慵懒是一种普遍的现象，也是一种看似平淡、实际负面影响很大的坏习惯。从情感心理分析慵懒习惯的成因，探讨改变习惯的措施，很有意

义。慵懒习惯的表现多种多样，尤其在手机、电脑普及的信息时代，很多人从行动到思维都很慵懒。从对大学生的调查问卷来看，很多大学生都有非常明显的慵懒倾向（见附录三）。这里联系三个网络热词探讨："葛优瘫""手机控""键盘侠"。

（一）看似舒适实则危害多多的"葛优瘫"

1."葛优瘫"的来历

"葛优瘫"又叫"葛优躺"，一度成为2016年的网络热词。网友扒出出处，那张葛优躺在沙发上的样子极度颓废，一脸"生无可恋"的剧照源于1993年情景喜剧《我爱我家》第17、18集，葛优饰演的"二混子"纪春生，去贾家蹭吃蹭喝的故事，这被大家比喻自己的"颓废"状态所广泛使用。"葛优躺"不知为何被网友扒了出来，很快激起了全体网民的创作热情，开始被P成各种表情包，经过段子手们的自由发挥，成了2016年夏天最火热的表情包之一。

2."葛优瘫"的危害

"葛优躺"看起来舒服，歪斜着身子，全身放松地靠在沙发上，实则模仿起来的过程是痛苦的：这个姿势，给脊柱造成了巨大的压力，尤其是颈椎和胸椎承受了身体的重量，腰椎处于悬空状态，而且脊柱处于"拧麻花"的拧巴状态。"葛优躺"时间长了之后，不仅对颈椎、胸椎、腰椎造成压迫，而且还会加大心肺的压力，影响心脏和肺部的正常工作，造成血液循环和呼吸困难。尤其是处在青春期发育的青少年朋友切勿长时间模仿这种坐姿，这样的姿势对脊柱的生长百害而无一利，青少年的脊柱生长是靠椎体骨骺的发育促进身体的长高，而脊柱长时间处于这样的姿势极易导致骨骼畸形发育，最终导致形体出现异常。

"葛优瘫"不仅对身体健康有害，尤其对身体正在发育阶段的青少年，而且对心理健康也有负面影响。正常情况下，面部表情、肢体动作反映情绪情感，比如在与别人打电话时，即使看不到对方，也会随着交流内容的悲喜变化，一个人也会独自表现相应的表情和肢体动作；而有意的夸张性表情和肢体动作又会反过来影响情绪情感，比如日本有个治疗抑郁症的医院，要求患者放声大笑，由人为的笑声调节心境。"葛优瘫"这种松弛松懈的姿势会自然而然地促使个体松弛、放松。如果是过度疲劳之后，或者过分紧张之时放松一下，具有积极意义，但如果长期这样，习惯成自然地放松、松弛，就会形成一种慵懒习惯、颓废堕落倾向，懒散的心境长期控制着一个人的情绪，产生深远的消极作用。

3."葛优瘫"的成因

斜躺的舒适感。人站立或者挺直脊梁正襟危坐时，血液容易往下流，流向头部的血液减少，因而容易感到疲劳，而斜躺着利于血液流向头部，供氧充足，提神醒脑，缓解疲劳，尤其生理上的合理性。也正是这种相对的合理性，使个体获得了满足需要的愉悦情感体验，鼓励个体经常采取这种行动。

快节奏社会的放松需求。当今社会，科学技术快速发展，人们必须不断努力提升自己以适应不断变化的社会环境。人人喊累，幼儿园的小孩就感到了学习的压力，各种年龄层次的人，尤其是奋斗中的青少年和作为工作主力军的中年人压力山大，内心渴望放松。有这么一个网络炒作，明星引领的"销魂"躺姿，普通人不自觉地模仿。

（二）普遍流行的手机控

智能手机的出现，给人们生活带来了很多方便，也带来了很多乐趣，但也使许多人养成了"手机控"等不良习惯。被人笑称"机不可失"，还有微信段子说：如果有来生，让我做你的手机吧，揣在怀里，捧在手里，一刻没有看见就魂不守舍地到处寻找。

1.手机控的具体表现

控，出自日语"コン（kon）"，取complex（情结）的前头音，指极度喜欢某样东西的人。手机控就是有手机情结的人。总把手机带在身边，否则就心烦意乱，就会感到不适应；经常下意识地寻找手机，不时查看；总有"手机铃声响了"的幻觉，甚至经常把别人的手机铃声当成自己的；当手机无法连线网络、收不到信号时，脾气也变得急躁。而这一群体，在大学生中比例突出。现在有蔓延之势，手机控不只是局限于年轻学生，各个年龄层次的人都有，简直是"人不分老幼，地无分南北"，男女老少都是手机控，在候车室、汽车上、食堂里，"充耳不闻身边事，低头只看手机上"者大有人在，有时一眼望去，几乎全是这样的人。

随着 iPhone、iPad 等智能手机的普及，手机控的概念也出现衍生，根据聚焦智能家居行业的奇笛网阐述，在物联网、智能家居技术和产品的日益普及背景下，更多的用户已经不局限满足于使用手机 QQ、微信、游戏，逐渐出现采用智能手机来对自己家庭智能设备的远程控制和互动需求，从手机控制家庭智能照明的灯光部署，到细致的家庭用电策略分析；从远程监控家庭智能冰箱的食材缺失，到深入的个人饮食健康分析等，智能手机成为人类与身边智能设备互动互助的真实平台，把虚拟的互动演变到真实世界。

本章分析慵懒习惯，特指只看手机、手机不离手的低头一族，不探讨采用智能手机来对自己家庭智能设备的远程控制和互动需求技术创新。

2. 手机控的成因

从物质需求和技术发展角度来讲，手机控是因为电子产品的快速更新换代，手机的智能化，大大丰富了手机的功能，手机给人们带来很大方便，带来了很多乐趣；从心理角度来讲，人都有追求声色犬马的天性，而且喜欢短平快地获得自己想要的东西，潜意识里不愿意付出艰巨劳动。手机正好具有这方面的功能，顺应了人的惰性。

3. 手机控的危害

（1）手机控对身体的直接伤害很大

长期依赖手机，阅读手机上的资料、信息，容易伤眼睛，手机屏幕小，字体小，一次呈现的内容少，阅读时，需要不断翻动视频，眼睛容易疲劳，且手机放射的强光更容易刺痛眼睛。经常盯着手机看，容易伤眼睛，视力下降明显。另外，拿着手机，手机离大脑近，电磁波刺激大脑，麻醉神经，容易造成大脑对这种电磁波的适应性、依赖性，这也是人们使用手机上瘾的一个重要原因。吃饭时看手机，影响食欲，消化不良容易生胃病。

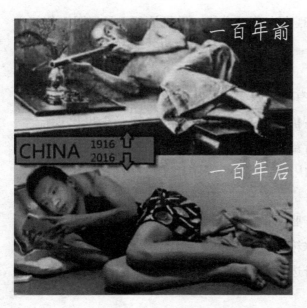

图6-1　百年前后惊人相似的慵懒姿势

（2）手机控容易酿成意外事故

有人行走在大街上低头看手机而不看穿梭来往的车辆，不小心酿成交通事故；有人手机不离手，充电时躺在床上仍在使用手机，造成意外触电事故；等等。

（3）影响学习和工作

手机控学生只对手机感兴趣，不爱学习。上课时，不带书本和笔记，就只一机在手，万事不理；或者带来了书本和笔记，也只当成玩手机的掩护物。完成作业时不动脑筋，不思考，依靠手机找"度娘"。现在玩手机的人不局限于青少年学生，许多参加工作的成年人也是手机控，上班不积极，开会打瞌睡，热衷于手机上的八卦，或者沉迷微信聊天，抢微信红包，严重影响工作效率和质量。

（4）影响人际关系、亲子关系

因为网络发展，手机普及，手机控人群呈增长之势。手机占据了人们太多的时间，减少了实践交往，甚至即使相聚在一起，也是各自玩着自己的手机，没有言语交流，找不到交流的话题，不会交往，虚拟世界的热闹冲淡了现实世界的友情、亲情。在有些家庭，手机控现象严重影响亲子关系。大人忙着玩手机，没心思陪伴小孩，教育小孩；年轻人难得回家看看，好不容易回家了，也不陪长辈说说话，只顾捧着手机瞎忙乎。

（5）麻醉精神，助长慵懒习惯

手机控是慵懒心理的外化，同时这种心理行为又会反过来加强慵懒的心理意识。见图6-1，上图是100年前鸦片吸食者的颓废和堕落，下图是100年后的今天手机控以同样颓废堕落的姿势蜷缩在床上贪婪地翻看着手机。时代不同，物件不同，但形象神似，危害类同。可见，人们对于手机控的危害已经在很大范围内取得了共识。长期把玩手机，思想行为完全受手机控制，不仅会产生上述直接的危害，还有对心理发展的长远伤害：有手机提供的方便，不再愿意进行艰苦的智力思考，有什么问题、困难就求助于手机，依恋于手机；因为手机的快捷方便，也不再愿意进行深度阅读，获得更加有深度、有力度的知识；观点、知识碎片化；形成把玩手机的习惯，耽误或拒绝其他有意义的活动；等等。

（三）"键盘侠"

1."键盘侠"的来历

"键盘侠"（Keyboard Man）是流行于网上的术语。2014年6月4日，随着《人民日报》一篇题为《激励见义勇为不能靠"键盘侠"》的时评，各路媒体纷纷转载后，"键盘侠"这个词在网络上迅速火爆起来，大量的衍生作品、网络段子开始占据电脑版面，吸引网民们的眼球。其中，"键盘侠"的漫画尤为受人关注。它靠着漫画这一生动的艺术表达方式，对"键盘侠"这一不良网络风气进行了辛辣的讽刺。通过主人公前后巨大的反差，在博得大家一笑的同时，引发人们对"键盘侠"这一网络陋习的思考。"键盘侠"是指部分在现实生活中胆小怕事、自私自利，却在网上习惯性地、集中性地发表"恶性发言"的人群。亦可衍生为平时人面场上极其冷场，不爱说话，一旦脱离人群独自面对电脑敲键盘或用手机进行网络评论及聊天的时候，可以毫无顾忌谈笑风生，对社会各个方面评头论足，让别人误以为此人聪明睿智、幽默风趣，人前人后判若两人。

2."键盘侠"的特点：明显的人格分裂

"键盘侠"们在键盘上表现为慷慨激昂，豪气干云，对社会上出现的种种不良现象严厉批评，言辞尖刻，态度强硬，好像如果他在场，面对所有的不公平事情都会挺身而出，键盘上，语不惊人死不休；生活中，事不关己高高挂起的路人甲，既无超强的能力、出众的才华，也没有勇敢的性格、坚强的毅力。另一类"键盘侠"是微博评论区的江湖侠客，最爱在韩寒等人微博下舞文弄墨玩文字游戏。这些人在微博评论上谈笑风生，幽默机智但现实生活中风轻云淡，寡言少语。因为他们在现实生活中不善言辞，没有展示的机会，在网评上找到了感觉，成了活跃的"键盘侠"。两种键盘侠都有明显的人格分裂特征，后者还有可爱之处，还有少量粉丝跟随关注；前者除了混淆视听，煽风点火，很少有积极意义。本章主要探讨慵懒习惯的消极影响，因此，在这里讨论的"键盘侠"是指负面影响明显的前者。他们的共同特点是：第一，在生活中没有什么成就，想到网络上寻找存在感和荣誉感；第二，学生、打工族、无业游民等居多，他们社交圈小，和朋友没什么往来，有大量的时间泡在电脑前；第三，这些人并不"反对"特定的人群或阶层，而是逮到什么批什么，针对受到关注的焦点人物，盲目进行恶毒攻击。①

3. 成因和危害

"键盘侠"与手机控的成因和危害非常近似，都是喜欢生活在虚拟世界的网络，回避现实生活中的困难和矛盾。手机就是一台小电脑，两者在形状上除了大小之分，性质上的差异并不是很大。但"键盘侠"与手机控并不完全一致，有交叉重叠部分，也有各自的特点。手机控也可以通过手机发表各种高谈阔论，语不惊人死不休，以攻击受到公众关注的焦点人物为乐，手机控同时又是"键盘侠"。当然手机控不一定攻击别人，或者说只是温和的"键盘侠"。

（1）成因

第一，虚拟世界的隐蔽性助长了"键盘侠"的不负责任。在网上的发言，无须直面当事人，解除了正面冲突的危险，不必为自己的胡言乱语承担直接责任，受到相应的惩罚（在加强网络发言管理后，并非毫无风险）。从情感心理来说，人人都有倾诉想法的需要和回避风险的需要，而网络在很大程度上正好具备这两个方面的优点，为那些在现实生活中能力有限，又有刷存在感的欲望的人，提供了一个很好的展示机会。

第二，现实中的不满意需要宣泄。有些键盘侠本性并不坏，他们在

---

① 《键盘侠》，360百科，2017年7月27日。

键盘上充当侠义之士的初心也是好的，只是言语过激，情绪激动。之所以对一个与自己八竿子挨不到边的事情义愤填膺，是因为现实生活中不如意的事情十有八九，需要适当释放能量。遇到心中不平事，能够不负责任，不承担被惩罚的风险，正好可以发泄一下。

第三，慵懒习惯的泛化。在快节奏的当今世界，人们的心很累，很多人都有避重就轻的心理，不想去做有难度的工作或学习，只想看一些快餐文化的资料，也只愿意做一些不需要动脑筋能够轻松完成的事情，随便敲几个字，随便动动嘴皮子。说白了，就是一种脑力劳动的懒惰。如果只从慵懒习惯的角度讲，"键盘侠"的兄弟还有"鼠标手"，这里所说的"鼠标手"不是指因为某只手（一般是右手）长期操作鼠标而致使手腕疼痛、手背肿胀的生理毛病，是指不想思考，甚至懒于操作键盘，只需按鼠标消磨时间的心理毛病。有些人一坐到电脑旁就拿着鼠标在网页上到处点击，查看一些营养价值很低的材料，或者点击鼠标玩一些"弱智"游戏。

（2）危害

第一，伤害他人心灵。他们长期说着自己一吐为快，别人听着难受的话，做着毫不利己、专门损人的事，具有很大的社会破坏性。他们煽风点火、推波助澜、添油加醋，混淆了人们的视听，不仅于事无补，不利于事情的妥善解决，还可能激化了矛盾，制造新的矛盾。对当事人造成巨大的心理伤害，甚至煽动不明真相者攻击当事人，造成人身伤害。有时也影响法官对案情的判断：在药家鑫案中，如果不是键盘手们火上浇油，也许药家鑫能得到受害人家属的宽恕，不被判处死刑立即执行，受害者家属也能获得更能抚慰心灵创伤的赔偿，能够为受害者的孩子提供比较有利的抚养费用，减少两个家庭的不幸。有些"键盘侠"的言论对自己没有好处，却明显给别人制造麻烦。因此有人呼吁警惕网络上的第二次爆炸。

第二，给自己累积消极情绪。情绪与认知、言语紧密相连。当"键盘侠"乐于在网页上发表各种偏激言辞，经常义愤填膺，慷慨激昂，其心理也会经受相应的情绪情感体验，长期这样，就会累积大量动怒、怨愤、失望、悲观等负面情绪，累积多了就会伤身伤心。

第三，浪费时间和精力，加深慵懒习惯。长期在键盘上键入一些不动脑筋的文字，任由性情发泄，容易养成懒于思考、懒于理性判断的习惯，大把的时间和精力就浪费在一些无谓的文字堆砌、品不择言的活动中。

4. "键盘侠"的侠义回归

真正的"键盘侠"，重心应该落在"侠"字，而不是"键盘"上，键盘只是工具和途径，不是目的，键盘可以成为两种不同性格的分割线，但侠气却是不容分割的。网络中玩转文字或犀利或幽默或温情，就如同武林高手挥舞独门兵器一般得心应手，这是侠气，生活中默默无闻、低调文静但内心善良充盈，这也属于一种侠气。我们需要做的，就是保留这种表现不同，但实质相同的侠客风范，适时在网络江湖中，露一把脸。如果仗着在虚拟的网络上隐姓埋名，不见庐山真面目，就可以不负责任地胡说八道，肆意妄为，那不是"侠"，而是"匪"，是对"侠"的亵渎，也是对自己的作践。

二、智能手机时代下测量大学生时间管理倾向 ①

智能手机时代青年学生的慵懒习惯出现了一些新的倾向，这些表现往往与其时间管理习惯和倾向关系明显，为了更好地了解智能手机时代大学生慵懒习惯中的情感心理，我们进行了大样本的调查研究。

（一）研究背景

1. 问题的提出

对时间管理的最早研究来源于国外的一批时间心理学学者，他们的关注焦点主要集中在时间态度、时间经验和时间结构上，并据此编订相应的调查问卷。例如，邦德和费瑟（Bond, Feather, 1988）编制的时

---

① 这部分研究成果发表在《心理学进展》2019年第5期。

间结构问卷（Time Structure Questionnaire，简称 TSQ）[1]。麦坎（Macan）等人（1990）认为时间管理的特征性行为应包括分辨需求成分，根据其重要性来排序以及据此分配相应的时间和资源。在此基础上编制了时间管理行为量表（Time Management Behavior Scale，简称 TMB）[2]。另一些研究者则从信息加工的角度认为时间管理是心理管理的一个方面，布里顿和格林尼（Britton，Glynn，1991）把人的时间管理与计算机操作系统进行类比，提出了时间管理的理论模型，把时间管理分为宏观、中观和微观三个水平，并依据此模型编制了时间管理量表（Time Management Questionnaire，简称 TMQ）。

然而这些研究并没有真正意义上将时间管理纳入心理学视角，随着国内研究者黄希庭和张志杰（2001）提出"时间管理倾向"概念[3]，正式开启了心理学对时间管理的研究。

2. 时间管理倾向的概念及结构

黄希庭和张志杰（2001）从个体支配和利用时间的人格特质的角度，指出时间管理倾向是个体对时间的一种认知特点、一种价值观和行为倾向。[4] 个人对时间上的利用和支配特征表现在行为和态度两大方面。并且提出了时间管理倾向的三维理论模型，分别是时间价值感、时间监控观和时间效能感。这是目前国内普遍认可的时间管理结构模型。

3. 编制时间管理倾向量表

黄希庭和张志杰（2001）对 Macan 等人（1990）的时间管理行为量表 TMB 以及 Britton 和 Glynn（1991）的时间管理量表 TMQ 进行了翻译，以他们所提出的时间管理倾向三维模型为理论依据，用中学生

[1] Bond J.M., Feather N.T. "Some correlates and purpose in the use of time." *Journal of Personality and Social Psychology*, 1988, 55（2）：321-329.

[2] Britton B.K., Glynn S.M. *Mental management and creativity*：*A cognitive model of time management for intellectual productivity*. In：J.A. Glover, R.R.Ronning, C.R.Reynolds ed. Handbook of Creativity：New York：Plenum Press, 1989. 429-440.

[3] 黄希庭、张志杰：《论个人的时间管理倾向》，载《心理科学》，2001年第24卷第5期，第516—518页。

[4] 黄希庭、张志杰：《青少年时间管理倾向量表的编制》，载《心理学报》，2001年第33卷第4期，第338—343页。

和大学生作为被试，编制了青少年时间管理倾向量表（Adolescence Time Management Disposition Scale，简称 ATMD）。ATMD 量表共44个项目，由时间价值感量表、时间监控观量表和时间效能感量表三个分量表组成。

随后，一些研究者编订了成人时间管理倾向量表、企业中层管理者时间管理倾向量表、中学生时间管理自我监控量表来考察不同群体的时间管理特征。

最先考察大学生时间管理倾向的量表是杨维思（2012）编订的，选取优先级、反馈性、计划性、时间分配、设置目标、社会取向的时间价值感、个人取向的时间价值感、时间管理效能、时间管理行为效能9个因子。

4. 时间管理倾向的研究趋势和未来的展望

黄希庭和张志杰的时间管理倾向的结构成为国内该领域的权威，几乎没有人提出挑战。国内的时间管理测试多采用他们编订的量表。这份量表沿用了十多年，其时效性会越来越差。杨维思的量表从9个维度考察在校大学生的时间管理倾向，虽然细致全面，但操作起来比较复杂、费时。与编订者本人联系后了解到，该量表编订之后没有对外测试推广，量表目前处于流失状态。

随着互联网时代的到来，智能手机日益成为日常生活中不可或缺的生活必需品。中国互联网络信息中心（CNNIC）发布的第42次《中国互联网络发展状况统计报告》显示，2018年我国手机网民规模已达7.88亿。手机已然在很大程度上影响着人们的日常生活作息。邹维兴等人（2018）调查大学生时间管理倾向和手机成瘾的关系，发现手机成瘾对大学生时间管理倾向的影响不如前人（胡敏，2017）的调查结果那般明显，但依然可以认定手机成瘾能部分影响大学生的时间管理。杨玲等人（2019）探讨拖延、时间管理倾向对手机成瘾的影响，发现时间管理倾向相关维度可预测手机成瘾行为。不可否认，手机的使用会对大学生的日常时间管理有影响。

既然大学生的时间管理有了新的时代特点，因此，编制一份更具时代特色的大学生时间管理量表并在实践中推广使用，很有现实意义，也有较强的学理价值，有利于推动时间管理研究获得新的发展。

（二）被试与方法

1. 被试

采取随机抽样的办法，选取国内多所不同类型高校被试共计3386名。包含文科（46.43%）、理科（28.85%）、工科（15.48%）和艺体（9.24%）专业，年级涵盖大一（13.7%）、大二（39.31%）、大三（33.4%）、大四（4.43%）和已经毕业（9.16%），其中男生1113人（32.87%）、女生2273人（67.13%），生源地涵盖省会和沿海大城市（12.88%）、地级市（21.32%）、县级市和县城（34.94%）、乡村（30.86%）。从问卷发放数量和专业、年级、性别及生源的情况来看，样本具有很好的代表性。

2. 方法

结合既往文献中对时间管理倾向的定义"是个体对时间的一种认知特点、一种价值观和行为倾向"，以及对80名在校大学生进行预调研（包括开放式问答和封闭性问卷），了解他们平常的时间管理状况，初步将时间管理分为对时间的认知和行动力两个方面。把访谈中的项目进行整理，初步编订20个项目作为初测问卷。采用Likert5点自评式量表，从"完全不认同"至"完全认同"分别评定为1—5分。其中，第8、9、11、13、18、21、22、24项为反向计分项目，在统计时已进行转换。

3. 统计处理

采用SPSS 20.0和AMOS 20.0对数据进行统计分析。

（三）结果

1. 项目分析

对回收后的3386份有效问卷进行项目分析，计算各题与总分的Person相关，参考Person相关的临界标准，将相关系数的临界值设置为0.3。如果每一道题和总分之间的相关系数小于0.3，则删除该题目。结果表明，第9项"我经常制定宏伟蓝图"和第24项"慵懒是慢性自杀"与总得分的相关不显著，应当予以删除。对剩余的18项进行探索性因子分析，以确定量表的构成维度。

2. 探索性因素分析

首先需要对量表中的各项目是否能进行因素分析进行相应的检验。根据凯瑟尔（Kaiser，1974）的观点，可根据取样适当性数值（KMO）的大小加以判断。该量表的 KMO 值为 0.873，巴特利特球形检验的显著性水平小于 0.05，表明数据样本适合做因子分析。

其次采用最大正交旋转和主成分分析法提取主要因子，依据因子载荷要高于 0.4 和因子归属要明确的标准逐次删除不合格的题目（第 13 项、第 15 项和第 18 项）。对剩下的 15 个项目进行再次因素分析，最终抽取出 4 个因子，这 4 个因子的累计方差贡献率达 50.393%，因子结构及各项目因子负荷，见表 6-1。

表 6-1　大学生时间管理量表因子结构及各项目的负荷

项目	因素 1		因素 2		因素 3		因素 4	
	项目	负荷	项目	负荷	项目	负荷	项目	负荷
	V5	0.779	V8	0.566	V16	0.672	V10	0.523
	V6	0.807	V11	0.631	V17	0.577	V14	−0.410
	V7	0.569	V21	0.673	V20	0.657	V19	0.633
	V12	0.529	V22	0.661			V23	0.709
特征值	2.598		2.319		2.094		2.059	
解释率（%）	14.435		12.883		11.634		11.441	

根据表 6-1 的结果，对抽取的这 4 个因子分别命名为因素 1："时间监控"（包含第 5、6、7、12 项，主要谈论起床、睡觉的时间或状态）、因素 2："行为预期"（包含第 8、11、21、22 项，主要谈及个人的理想追求）、因素 3："行为效率"（包含第 16、17、20 项，主要讨论与手机有关的慵懒行为）、因素 4："时间限度"（包含第 10、14、19、23 项，主要讨论做事拖延的情况）。

3. 验证性因子分析

为了考察理论假设与实际模型拟合程度，采用 AMOS 20.0 软件对该模型进行了验证性因子分析，结果发现，卡方与自由度之比（x^2/df）值为 13.498, 超出标准值 (1—5), 增值拟合度指标 NFI (基准化适配度)、IFI (增量适合度)、CFI (比较适合度) 均大于 0.8, 绝对拟合度指标 GFI (比较适配度) 大于 0.9, RMSEA (渐进残差均方和平方差) 小于 0.08, 这些指标均在标准值范围内。通过询问相关学者、专家的意见, 个别指标没有达到理想状态是可以接受的, 但既然多数指标达标, 个别指标不达标, 说明存在某些细节问题 (原因及处理措施见讨论部分)。总体而言, 该模型的拟合度是符合统计学标准的, 问卷具有较好的结构效度, 见表 6-2。

表 6-2 大学生时间管理量表验证性因子分析结果

项目	x^2	df	x^2/df	NFI	IFI	GFI	CFI	RMSEA
时间管理量表	1133.861	84	13.498	0.895	0.902	0.955	0.902	0.061

4. 信度分析

用同质性信度来检验大学生时间管理倾向量表的信度。测得各因子内部一致性 Cronbach α 系数在 0.597—0.716, 总量表的 Cronbach α 系数为 0.808, 符合心理统计和测量学的要求, 可见该量表具有良好的内在信度指标, 见表 6-3。

表 6-3 内部一致性系数

	总量表	F1	F2	F3	F4
α 系数	0.808	0.716	0.597	0.648	0.638
项目数	15	4	4	3	4

此外, 显著性水平检验表明, 各因子与总分之间的显著性均达到了 0.05 的显著性水平, 表明各因子描述的概念与总量表要描述的整体概念一致。

5. 效度分析

通过因素分析的结果, 大学生时间管理倾向量表抽取了 4 个因子, 这 4 个因子解释了总变异的 50.393%, 符合统计学标准, 表明该量表具有较好的构想效度。经过两次因子分析, 各题项的因子归属明显, 意义明确, 说明该问卷具有良好的结构效度。

（四）讨论

本研究在对大学生时间管理倾向的理论构想上，拟从认知和行为两方面着手，通过探索性因子分析发现，大学生时间管理倾向由时间监控、行为预期、行为效率和时间限度4个维度构成，与之前的理论构想基本相符。

对于验证性因子分析中的卡方与自由度之比值（x^2/df）过大的问题，参阅相关统计书籍和询问统计专家的意见，这主要是由于样本量太大导致了卡方值上升。由于结构方程模型拟合具有相对准则，因此会存在为了其他数值更好而牺牲掉卡方的情况。本研究在一个月之内收集了3300多个样本数据，其中难免会掺杂一些无效数据，而这些无效数据有时并不能为统计软件所察觉（软件只能剔除空白数据），同时也难以被调查者发现。其他拟合数据指标均在标准值范围内，说明该量表是有一定的科学性的。一般而言，要修正卡方与自由度之比值（x^2/df），采取的办法是进行随机样本抽取。因此，根据统计学标准，把所有样本随机分成4组，每组800个左右，做交叉检验。得到4组样本的卡方和自由度之比值分别是4.278、3.651、4.132、5.276，取平均值作为整体样本的卡方和自由度之比值，得到 $x^2/df=4.334$，符合统计学标准。

总的来说，大学生时间管理倾向量表作为目前为数不多的在现今智能手机时代下重新测量大学生时间管理倾向的心理测试工具，其应用前景是光明的。其中的大部分指标符合统计测量标准，可以作为评估大学生时间管理的有效工具。

三、智能手机时代大学生的慵懒特性及其成因分析[①]

避重就轻、好逸恶劳，几乎是人之天性，无论什么时代和哪个群体，都或多或少存在慵懒现象，只是在智能手机时代的当代大学生群体比以往的大学生有更加明显的慵懒现象，也有更加严重的慵懒心理。与

---

① 这部分研究成果发表在《大理大学学报（社会科学版）》，2019年第1期。

慵懒心理非常接近的一个专有名词是学习倦怠。连榕等人（2006）参照 Maslach（1997）三因子职业倦怠模型[1]，编写了《大学生学习倦怠调查量表》，又参照 Meyer 和 Allen 的量表[2]，编写了《大学生专业承诺调查量表》，对不同专业、年级的在校大学生进行了专业承诺和学习倦怠的研究[3]，其后，张学众[4]、付立菲、张阔[5]、徐欣颖[6]从不同角度研究了大学生的学习倦怠现象。慵懒心理与专业承诺、学习倦怠关系比较紧密，但并非一致，存在交叉重叠现象。大学生的学习倦怠反映了大学生消极的学习心理，指的是由于学习压力或缺乏学习兴趣而对学习感到厌倦的消极态度和行为；大学生慵懒心理指大学生在学习和生活中懒散和颓废的行为和态度。学习倦怠的侧重点是"倦"，即因学习压力、学习紧张而感觉身心疲倦；慵懒心理的侧重点是"懒"，懒散、颓废，而且不只是针对学习，在整个生活中都如此，具有弥散性。当前有关大学生慵懒现象、慵懒习惯的研究很少，很少有人从事有关智能手机时代大学生的慵懒现象、慵懒习惯的研究。为了更加全面地了解网络时代大学生的慵懒现象、慵懒习惯，更加深入地探究现象背后的原因，以及采取有效的应对措施，我们在全国范围内进行了一次大样本的调查研究。

（一）调查方法与调查对象

1. 调查方法

参考连榕等人学习倦怠调查量表（2006）、Maslach（1997）三因子职业倦怠模型，我们设计了《大学生慵懒心理调查问卷》。为了提高调

---

[1] Maslach，C .and Leiter, M.P..*The Truth about Burnout.San Francisco*，CA：Jossey–Bass Publishers，1997.

[2] Allen N.J. & Meyer J.P.. "The measurement and Normative Commitment to the organization"．*Journal of Occupational Psychology*，1990,（63）：1–18.

[3] 连榕、杨丽娴、吴兰花：《大学生专业承诺、学习倦怠的状况及其关系》，载《心理科学》，2006年第29卷第1期，第47—51页。

[4] 张学众：《大学生学习倦怠心理探析》，载《济南职业学院学报》，2007年第5期，第69—70页。

[5] 付立菲、张阔：《大学生积极心理资本与学习倦怠状况的关系》，载《中国健康心理学杂志》，2010年第11期，第356—359页。

[6] 徐欣颖：《大学生学业倦怠及相关影响因素研究》，载《思想理论教育》，2010年第17期，第79—82页。

查数据的真实有效性，力保不产生歧义，能够被调查对象准确理解，尽量多角度填报真实情况，反映真实心理，我们进行了两次预调查，第一次是在一个80人的公共选修课班上，针对来自全校不同专业不同年级的学生进行调查，发放纸质问卷，然后初步统计答卷，对可能出现理解偏差的问题进行了修订；第二次，在两个约50人的大学二年级的班上再次进行纸质问卷调查，然后进行统计和分析。在第二次预调查两个月后，根据答卷情况，我们重新调整了问卷的题次，把同一信息方向的连续问题打乱了次序，以免相互提示，冲淡真实性，也把一些可能产生歧义、误解的词语进行了修改，删除了个别重复的问题，补充了一些新的内容。为了更大范围内了解大学生的慵懒心理，必须扩大样本，并使样本更加多样化、异质化，我们通过"问卷星"开通了网上调查，收到了来自全国400多所高校的3386份有效答卷，其中男生1113人，占比38.27%，女生2273人，占比61.73%。

2. 调查对象

采用网络调查，调查对象的涵盖面很广，面向国内不同地域、不同层次的本科院校，不同性别、年级、学科、生源地的大学本科学生（调查中有极少数的专科学生自愿填写了调查问卷）。

调查对象覆盖大学各年级，但主要集中在大二（39.31%）、大三（33.40%）两个年级，除在校学生外，少量已经毕业的学生也参加了调查，有310人，占比9.16%，大四学生忙于毕业实习和找工作，接受调查的人数比较少，只有150人，占比4.43%，大一13.70%。从生源地来看，覆盖大城市、中等城市、小城市、农村，来自县城和农村的比较多，分别为34.94% 和30.86%，来自地级城市的学生有21.32%，来自省会城市和沿海大城市的学生有12.68%。在学科分布上，文科生最多，占比46.43%；理科生次之，占比28.85%；工科生和艺体生较少，分别占比15.48% 和9.24%。

（二）问卷调查的统计结果

问卷分时间管理、作业完成效率、主观愿望、实际行动、路径依赖等五个方面对智能手机时代大学生的慵懒表现进行了调查。调查结果显示，从整体来讲，大学生群体的主流是积极向上的，但是消极层面所占比重也不小，现状令人担忧。

1. 时间监控能力不强

人体内有与时间变迁相适应的生物钟，通过生理变化提醒人们适时劳作和休息。善于管理时间的人，都能按照生物钟的节律，合理安排工作、学习和休息，但慵懒之人往往不善于把握时间，办事拖拖拉拉、磨磨蹭蹭，生活没有规律，生物钟紊乱。调查结果显示，虽然大部分大学生能按时作息，但严重违背作息纪律的人数也不少。比如，对问题"节假日、双休日经常睡觉很晚，甚至快到第二天天亮才睡觉"选择完全认同的有172人（5.08%），比较认同的943人（16.24%）；对于"节假日、双休日上午九点以后，甚至中午以后才起床"，完全认同的340人（10.04%），比较认同的有920人（27.17%），持认同观点人数的比例与持反对观点（42.00%）的相差无几（见图6-2）。也就是说在不需要上课的日子里，有超过五分之一的调查对象睡觉很晚，甚至直到快天亮了才睡觉，有将近四成的调查对象要到中午左右才起床，完全违背自然规律，黑白颠倒。如果说在节假日情有可原，但是工作日严重违背作息规定的学生也并不鲜见，虽然对"星期一到星期五，零点以后甚至凌晨两三点才睡觉"持否定态度的超过六成，但仍有3.60%的学生完全认同，11.75%选择比较认同，另有18.22%的学生"说不准"；对于"星期一到星期五，很少在八点以前起床，经常不吃早饭"选择比较认同的有12.85%，选择完全认同的有6.02%，两者相加也有将近20%的人（见图6-3）。

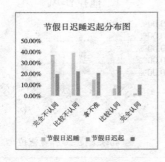

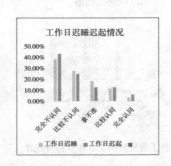

图6-2 大学生节假日迟睡迟起情况　　图6-3 大学生工作日迟睡迟起情况

2. 时间效能感较差

不按时作息是慵懒习惯的外在表现，也反映了这些大学生不善于管理时间，时间效能感差。调查结果也印证了这个观点，完全认同自己善于管理时间的占6.62%，比较认同的有28.82%，两者相加略多于三分之一，持否定态度的也有将近30%（6.83%+22.47%）；8.59%受访者完全认同"自认为作息时间完全有规律"，比较认同的有30.48%，完全不认同的有7.35%，比较不认同的有20.23%。两个问题都反映有比例不小（27%—30%）的学生对管理时间的能力不自信，这与前述不会合理安排起床和睡觉时间的比例相差不大（见图6-4）。正因为不善于管理时间，因此办事效率、学习效率不高。即使是起床这么简单的事，有些学生也是痛苦挣扎，拖拖拉拉，5.67%的学生完全认同"早上起床的时候，内心艰难斗争，但总是一拖再拖不起床"，16.75%的学生比较认同。当然大部分学生能够正确对待，有将近60%的学生能够比较恰当地处理。完成作业时，超过60%的同学能够按时完成作业，但也超过13%的学生认为很难按时完成，有四分之一以上的学生不能确定是否能够按时完成作业。而从另一道有关完成作业的问题答卷来看，情形更加不令人乐观，有5.85%完全认同，50.47%比较认同"要完成的作业总是拖到截止日期才草草完成，应付了事"（见图6-5）。也就是说，有些学生虽然能够勉强在规定时间完成作业，但并不积极，不讲究质量，而是退无可退的情况下应付了事。

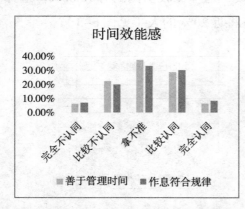

图6-4　大学生时间效能感的分布图

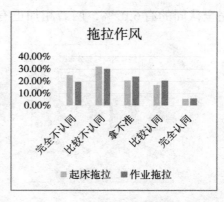

图6-5　大学生作风拖拉情况

3. 主观愿望与实际行动之间存在较大差距

大学生一般在18岁以上，已经成年，且学历较高，认识问题的能力较强，一般有美好的愿望和追求，内心希望有所成就，并不赞成慵懒，然而令人遗憾的是，认识与行动有时并不合拍。比如，有8.54%的学生完全认同，30.21%的学生比较认同"我经常制定宏伟蓝图"；4.70%的学生完全认同，23.33%的学生比较认同"采取行动，抓紧时间学习"。36.06%完全认同，42.65%比较认同"慵懒是慢性自杀"；但是完全认同能够采取积极行动改变慵懒习惯的学生只有20.64%，比较认同是32.93%（见图6-6）。认识与行动之间存在较大的差距：有近四成的学生有宏伟蓝图、远大理想，但为理想奋斗采取积极行动的只有四分之一强；有将近八成的学生能够认识到慵懒行为、慵懒习惯的危害性，但为改变慵懒习惯采取积极行动的刚刚过半，估计还有部分学生存在掩饰消极性格的心理，现实中的问题可能更加严重。

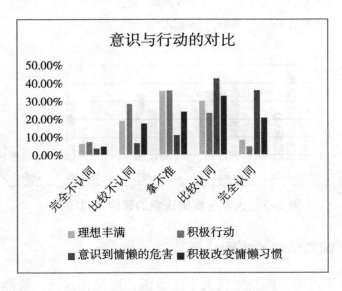

图6-6　学生主观愿望与实际行动对比图

4. 存在明显的网络、手机依赖心理

网络时代大学生的慵懒习惯、慵懒心理具有时代特点。网络、电子设备确实给人们的生活、工作、学习带来很大的方便，尤其是智能手机

的发明和普及，给人们带来了很大方便，但也使人们产生对手机等电子产品的依赖，特别是青少年学生，有很多沉迷于网游、手游，影响极坏。大学生的慵懒行为、慵懒心理与手机、网络关系紧密。调查结果显示，有14.32%的学生完全认同、39.49%的学生比较认同"喜欢来个葛优瘫在沙发上看电视或者玩手机"；有4.81%完全认同，23.07%比较认同"喜欢在网页上东看看，西瞅瞅"，而且有些人在网页上漫无目的浏览的时间很长，以致忘了干正事；3.75%完全认同，12.05%比较认同"打开电脑后玩的时间太久，以致没有时间干正事"；9.63%完全认同，25.04%比较认同"每天早上醒来后，先看手机，并且一看就是几十分钟，或者1小时以上"（见图6-7）。大学生普遍慵懒散散地在网络上浪费的时间比较多，而且智能手机普及后，在手机上明显比在电脑上浪费的时间要多，具有鲜明的时代特色。

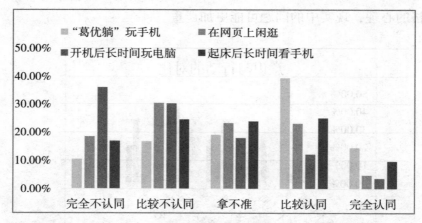

图6-7　大学生慵懒现象的智能手机特色

（三）调查结果的成因分析

调查结果表明，网络时代大学生慵懒心理比较普遍，慵懒习惯比较严重。并且具有明显的网络时代的特征，对智能手机有很强的依赖性。造成这种现象的原因是多方面的，既有家庭教育方式的影响，也有社会大环境的感染。调查过程中，通过开放性问题，了解到学生对慵懒心理形成原因的一些感性认识和初步分析，比如，成长过程中获得的呵护太多，依赖心理严重；同伴产生不良影响，大家浑浑噩噩过日子；缺少每天勤奋的动力，没有感兴趣的目标；依靠网络、手机，容易打发时光；等等。结合学生的感性认识，联系慵懒行为的生理心理机制，智能手机时代大学生慵懒行为习惯的养成主要有如下几个方面的原因：

1. 学习倦怠催生慵懒心理

虽然慵懒心理与学习倦怠并非完全一致，但相通之处很多，学生产生慵懒行为的主要原因是学习倦怠的外化。当前大学生比高校扩招以前的大学生表现出更加明显的学习倦怠，与高等教育大众化、独生子女家庭等社会现象相关。2017年全国各类高等教育在校学生总规模达到3779万人，高等教育毛入学率达到45.7%[①]，已经接近马丁·泰罗定义的高等教育普及化标准。正因为招生规模扩大，招生比例提高，给很多高等教育精英教育阶段没有资格进入高校的学生提供了接受高等教育的机会，但部分学生的学习能力不强，很难顺利完成学业，即使高校一再降低考核标准，他们仍然感到困难，且当下大学生大部分来自独生子女家庭，从小受到溺爱，抗压能力低，意志不坚强，责任感不强，遇到困难，不愿意积极采取行动去克服，而是采取消极逃避的态度，产生明显的学习倦怠心理。学习倦怠使人对待学习消极、懒散，如果泛化到生活中，则会催生慵懒心理，不管是办事还是学习都是疲疲沓沓、懒懒散散。

2. 同伴感染强化慵懒心理

从众心理是一种常见的社会现象，青少年为了获得同伴的认同，在群体内部有比较明显的从众心理，有时明知同伴的有些做法违反了纪律和常规，父母和老师不高兴他们这样做，也会宁愿违背家长和老师的意愿效仿同伴的某些消极行为。慵懒行为在2016年曾被网民推崇，典型的慵懒形象如"葛优瘫"一度成为网络热词。同伴的慵懒习气有很强的感染力，比如同一寝室同学深夜还不睡觉，第二天推迟起床，逃课、拖欠作业等不良行为在小群体内很快蔓延，甚至把"没有翘课的大学生活是不完美的人生""是否在早上九点以前起床是衡量一个人的心态是否年

---

① 中华人民共和国教育部：《2017年全国教育事业发展统计公报》，中华人民共和国教育部官网，2018年7月19日。

轻的重要标准"等消极思想作为自己慵懒的辩护词。

3. 手机的便捷功能助推慵懒心理

发达的网络技术，便捷的通信工具，为人们的日常生活带来了极大的方便，智能手机的普遍推广，使很多人达到了"机不可失"（手机不离手）的程度。大学生普遍高度依赖手机，不仅仅是为了通信方便，也是为了使用手机查阅资料，而且用手机看快餐文化、花边新闻，用手机进行微信聊天、QQ聊天，或者玩手游，有时课堂上也不带教材，不带笔记，不听讲课，更不会积极回答问题，主动提出问题，而是低着头无精打采地玩着手机。回到寝室歪到床上玩手机，有人曾经把现代社会躺在床上玩手机的照片与晚清时期的瘾君子歪在床上抽鸦片的形象进行对比，辛辣地指出，100年过去，两者形象惊人地相似。智能手机太便利，生活、学习中的很多事情都可以通过手机轻松搞定。因此很多人对手机产生了依赖，调查数据表明当下的大学生与使用电脑相比更加喜欢玩手机。手机既可以是学习的辅助工具，也可以是游戏时的玩具，还可以是慵懒时的道具。神经系统有记忆功能，反复经历的事情会留下痕迹，反复做过的动作同样会留下痕迹，反复的次数越多，留下的痕迹越深刻。当一些慵懒行为，比如躺在床上玩手机，重复多次就会形成习惯，就会上瘾。形成慵懒习惯，从某种程度来说就是一种心理疾病。电子设备对大脑、对神经系统有刺激作用，比非电子物品更容易使人上瘾。另外，网络的发达，给学生完成作业提供方便，不仅仅可以查找资料，而且有些学生直接抄袭，能很快粗制滥造完成作业，助长了他们懒散疲沓的不正之风，增加了他们对网络的依赖感，也助长了他们的慵懒行为。

（四）建议

一旦形成慵懒的习惯，无论是对学生完成学业还是对以后的工作和生活都会带来不良影响。对于这种比较普遍存在于大学生中的慵懒现象，高校有必要采取一些积极措施，促成学生学习心理的良性发展。

1. 创设更多成功机会，降低学习倦怠

大学生的慵懒行为与学习倦怠分不开，高等教育大众化让许多不够资格接受高等教育的学生进入了高校，但他们学习基础不扎实，学习能力有限，在学习困难面前容易失去信心和勇气，产生学习倦怠，催生慵懒心理。即使高校教师了解学生基础，大幅度调低了考核标准，仍有部分学生难以顺利完成学业。为了减轻学生的学习倦怠，一条重要的措施是尽可能地让学生获得成功，产生成就感。有研究表明，如果连续获得六次以上成功，则使人产生自信心，大幅度增强克服困难的动力、耐力和积极性。杨丹等人的研究表明，大学生的成就动机与学习倦怠呈明显负相关，其中希望、理想发挥中介作用。[①]让大学生获得更多成功机会并不是无限降低学习要求，而是确立多元的成功标准，研究学生的基础、兴趣和需要，加强教师的教学学术发展，精心进行教学设计，分解教学目标，使学生在理论学习、教学实践、课外活动、课堂答问、课后练习等多个场合、多种类型、多个维度活动中获得成功机会，调动他们的学习积极性，丰富校园生活，降低学习倦怠，减轻慵懒心理。同时鼓励学生树立远大志向，激发他们上进的斗志，努力实现自己的理想。

2. 完善管理制度，营造同伴相互积极促进的氛围

现在的青少年生理上有早熟趋势，但心理上有晚成迹象，加之当前大学生升学率高，留级与复读比例很小，大学入学年龄比高校扩招之前的新生平均年龄小2岁左右，心理上不够成熟，自我监管、自我约束能力偏低，需要有学校、教师的管理，规定晚上熄灯、早上晨练，并适当控制电源，有利于培养学生早睡早起的习惯。如果只有简单的纪律条文，而没有完善的管理体制，纪律形同虚设。有些寝室经常通宵达旦，学生很晚不睡觉，第二天不起精神，容易倦怠或慵懒。对学生的人生观、价值观、世界观教育也很重要。这不是一个简单的思想政治教育，而应该把专业学习、课外活动、思想教育融合到一起，用学生喜闻乐见的方式培养学生的责任感和上进心，而不被社会上或同伴中的一些以慵懒为荣的不良习气感染。开展有益的社团活动，在学生活动中建立相互

---

① 杨丹、梁三才、吴海梅：《大学生成就动机与学习倦怠的关系：希望的中介作用》，载《中国健康心理学杂志》，2016年第2期，第55—59页。

促进的关联组合，发挥同伴感染的积极作用。[①]

　　3. 适当进行物理隔离，减轻学生对智能手机的依赖

　　当前学生的慵懒心理带有明显的时代烙印，对智能手机过分依赖。时金献等人的研究表明，学习倦怠的各维度与外显自尊的得分呈负相关，与内隐自尊得分呈正相关。学习倦怠程度较低的学生更善于计划安排自己的学习，能够更加积极有效地解决学习中遇到的困难，并取得更好的成绩，获得更高的成就感[②]。那些对手机依赖性强的学生往往是内隐自尊偏高的学生，不能通过内省确认自我的态度效应，自我计划安排的能力较差，自我管理能力不强，他们成就感偏低，学习倦怠程度高，慵懒习性明显。对于这些学生，为了减轻他们对智能手机的依赖，有必要采取适当的物理隔离措施，虽然不能随意限制学生使用手机的自由，至少在课堂上可以加强管理。比如，有些学校规定学生不能带手机入课堂，或者在教室前设置手机袋，如果有人已经把手机带入教室，则要求学生进教室后把手机自觉放入手机袋。通过这样一些硬性规定，对手机上瘾者实行物理隔离，能够慢慢地减轻他们对手机的依赖，降低慵懒心理。

四、改变慵懒习惯的情感心理调节

　　懒惰是人的一个本性，是一种心理上的厌倦情绪。它的表现形式多种多样，包括极端的懒散状态和轻微的忧郁不断。生气、羞怯、嫉妒、嫌恶都会引起懒散，使人无法按照自己的愿望进行活动。慵懒是心理上的懒散，是惰性使然，慵懒虽然是诱发空虚的条件，是不思追求、无所事事或不愿事事的温床，但慵懒未必一定导致空虚，因为慵懒的人心理上也可能很"充实"——喜欢懒散生活、满足懒散现状，尽管这种"充

---

　　① 李宝斌、刘英玲、李艳：《转型语境下高校通识教育课程的联结式开发思路》，载《大理大学学报》，2017年第11期，第94—98页。

　　② 时金献、谭亚梅：《大学生学习倦怠与外显自尊、内隐自尊的相关性研究》，载《心理科学》，2008年第31卷第3期，第736—737页。

实"是消极的,对常人来讲是难以理解的,但慵懒的人并不会感到心理空虚。这是心理效应上的温床效应。慵懒习惯的形成,有先天个性方面的原因,也有环境的作用。在情感心理方面的共同原因是:人有趋利避害、避实就虚、拈轻怕重、好逸恶劳的天性,对利、虚、轻、逸等事物和行为有喜欢、爱好、欢迎的情绪情感,对害、实、重、劳的事物和行为有担心、害怕、畏惧的情感,在行为上的表现是懒散,久而久之,就形成了慵懒的习惯。要改变这种不良习惯可以从三个方面采取措施:第一,改变环境或改换环境,即改变温床效应中的"温床",或更换"温床";第二,转移或消除刺激物,比如对手机控者,控制其手机使用时间,对中小学生必要时干脆没收;第三,情感疏导、指导,调节情感,自觉转变。在采取措施时,三个方面综合采取措施,不能孤立地采用,注意从他助和自律两个维度进行干预。

(一)了解人体生理周期,积极参与集体活动

人的体力、智力和情绪都是有周期的,也就是说体力有充沛和虚弱的时候,智力有反应敏捷和迟钝的时候,情绪有激昂和消沉的时候。它们的周期分别是体力:23天;智力:33天;情绪:28天。根据生理周期,适当安排活动。情绪低谷时段,慵懒地躺一躺,玩玩手机也未尝不可。低谷时,遇到烦心事,采取一些舒缓的活动缓解压力,排遣忧愁。有些人心烦时,往往以"一醉解千愁"的方式来应对,然而非但不能解愁,却是"借酒消愁愁更愁"。醉酒只会伤身,别无他益,倒不如说"一睡解千愁"更有道理。况且,充足的睡眠可令人精神振奋。人体犹如一台精密的智能机器,具有自我修复功能。电脑死机时,重启,电脑往往能够自我修复,重新开展工作,运转正常。人体是比电脑更加精密、自我修复能力更强的"机器",遇到烦心事,美美地睡一觉,做一个美梦,梦醒之后,身体功能得到了恢复,有时美梦还能激励人。从这个角度说,慵懒有其合理性,只要松弛有道,合理放松,不用担心,一切都会好转。

当然,只能适度放松,如果以放松有利于调节身体机能为借口,过

度放松，就会强化慵懒习惯，不利于提高工作效率，顺利完成工作任务。因此，了解自己的生理周期后，在情绪高涨时，抓紧时间做一些有意义的事情，完成比较艰巨的任务。对于那些自制力不强的慵懒者，作为帮助他或她的父母、老师、朋友和同学要协助其了解自己的生理周期，并帮助制定参与集体活动的安排表，在其情绪高涨时，通过改变周边环境，转移刺激源的措施，在充满正能量的集体开展活动，培养积极向上的情感心理。

（二）合理利用人类肯定自我的需要，创造成果的机会

人的天性中含有了肯定自我的需要。人人都想证实自己是聪明的、有智慧的，判断正确，有从主观上满足自我的成功欲望。如果失败的次数太多，就容易获得挫败感，丧失完成任务的信心，就会惰化，缺乏斗志，不愿意尝试新事物，不愿承担有压力的任务，在懒散中浑浑噩噩地过日子，渐渐形成慵懒的习惯。

因此要调整奋斗目标或者分解目标，把一个高档次的愿景目标分解成一系列细小的有希望实现的小目标。当一个个小目标实现后，大目标就在一步步接近，而且个体在努力的过程中获得了成就感，培养了激情，慢慢地就会改掉慵懒的习惯。对于自制力不强的人，帮助者要根据实践情况帮助分解目标，降低各阶段的指标，让其在努力过程中获得自我肯定。有时为了提高兴趣可以适当设置一些奖励。当他们的内心逐渐变得强大后，鼓励他们去做害怕做的事。去做害怕做的事，本身就是克服"害怕"的唯一良方，再没有别的捷径。不去做，永远都害怕；做了一件害怕做的事，就不会害怕做第二件、第三件。消除了恐惧感，就不会消极慵懒。

（三）大声说出来，进行想象训练

宗教中，人内心有"罪恶"感而难以自拔，采取的办法就是向"主"忏悔——说出来，以减轻负疚感。另外，当我们为某事"夸下海口"时，多少都会为该事作出努力，甚至是最大的努力。因为说出来了，就有压

力，就有动力，有个言行一致的信誉问题。慵懒者可以大声说出要改变慵懒习惯的口号，最好是当着亲人朋友的面说，在自己敬爱的人、恋爱的人、喜爱的人面前说出自己的努力目标。一经说出，在他人的压力下，也在自己的心理压力下，个体会采取一些积极的行为。

想象训练在改变慵懒习惯的过程中应该能发挥积极的作用。"想象"是最理想的训练场，那里有你所需要的一切设备设施、环境条件（而不用花一分钱）；在那里，你不会有任何失误，你总是胜利者。经常想象成功的景象，必然养成积极的思维方式，同时，使自己的目标更清晰，并在心里凝固下来。

（四）重复操练，养成习惯

据研究，一种举动或行为，只要每天重复操练，21天后就可养成习惯。如果我们要改变业已形成的慵懒习惯，只要我们坚持勤奋21天就会取得良好效果。当然对慵懒者连续勤奋21天也不是一件容易的事。对于慵懒惯了的青少年学生，如果需要他们较好地改掉这个习惯，那么家长、老师就要下功夫顺利地度过这21天，根据28天的情感周期，选择他们情绪状态较好的时间点帮他们制订训练计划，并且热心陪练，应该能够收到良好效果。21天是一个节点，但并不是过了21天就万事大吉，还必须不断巩固，培养他们的毅力，有了坚韧的毅力、饱满的热情，还要有清醒的认识。"不放弃"本身并不是目的，成功才是目的。

列夫·托尔斯泰说："大多数人想改造这个世界，但却极少有人想改造自己。"人是社会系统的一员，是人类社会这个大结构中 的一个要素。

意志和情感是密切联系着的。重复操练需要结合意志与情感，人的情感和情绪是人的活动的内部动力之一。它既能鼓舞人们的意志行动，又能成为意志行动的阻力。意志不仅受情绪的鼓舞，而且在对情绪的调节和控制方面也发挥着巨大的作用。所谓理智战胜情感，就是意志对情感的调节作用。

人的情绪活动具有不同的品质，不同人的情绪活动的强度、稳定性、持续性存在不同。

第七章 大学生情感障碍的诊断及常规疗法

根据个体对刺激事物的快感度，即个体感觉愉快与否，情绪情感可以分成积极情感和消极情感两大类。根据西方心理学的观点，基本情绪应该是焦虑、抑郁、愤怒、恐惧四种基本形式。压力引起焦虑，丧失引起抑郁，挫折引起愤怒，遭遇引起恐惧。压力和焦虑使人进取，丧失和抑郁（指悲哀）使人求助、被动接受或等待观望，挫折和愤怒引起的攻击和破坏行为有助于排除阻碍，遭遇和恐惧引起的逃跑和躲避行为使人远离危险。情感障碍与这四种基本情绪密切相关，研究大学生的情感障碍，也主要联系这四种基本情绪。

如本书前言所述，智能手机时代，《大学新生心理健康普查情况反馈表》显示，或多或少存在心理异常情况的学生数量并不少，某高校这类学生在整个新生群体中占比14.12%。如果说大学生心理健康普查不是很严谨，存在部分学生夸大其词的嫌疑，测量结果有可能虚高，那么学生因为情感障碍或者心理疾病被迫退学休学的数据，则有很高的权威性。一份从"全国本科教学基本状态数据库"整理出来的某普通高校近10年学生退学休学情况表显示，智能手机时代，学生因病退学休学人数呈逐年上升趋势（见表7-1）。

表 7–1 某本科院校近 10 年学生年度退学休学情况（单位：人）

年度	退休学人数合计	患病	停学实践	贫困	学习成绩差	出国	其他
2008	58	3		2	21	2	30
2009	52	10		11	27	2	2
2010	51	16	3	7	16	3	6
2011	44	15	3	4	6	1	15
2012	44	18	3	4	8	5	6
2013	55	22	4	1	5	3	20
2014	67	15	8	2	8	8	26
2015	81	19	14	2	13	8	25
2016	121	24	8	2	38	2	47
2017	68	21	3	4	25	1	14
2018	63	26	5		19	1	12

数据来源：教育部，全国本科教育基本状态数据库（2019年6月）。

该校近10年招生人数比较稳定，一般每年招生4000多人，在校人数在16000—17000人，学生退学休学人数合计数字除个别年份，变化不是很大，其中2016年人数特别多，因为"学习成绩差"和"其他"这两个类别的人数多，达到85人，远远高于其他年份；"其他"情况比较复杂，比如调整学习状态、怀孕生子等，情况比较复杂，偶然因素比较多，不具有可比性。生病类型的，除个别是生理上的重病，大多与心理疾病有关，焦虑、抑郁是比较典型的情况。从趋势图来看，情绪障碍、心理疾病呈现明显的上升趋势，见图7–1。尤其是从2008年到2013年，因病退休学人数成倍增长。如果我们回顾智能手机在青年学生中的普及情况，则会惊人地发现，正好在这段时间迅速普及，这应该不是巧合，肯定有一定的关联性。

智能手机时代，青年学生出现情感障碍的人数不断增加，我们不能简单地归因为手机的危害，而是这个以普及智能手机为标志的快速发展社会改变了人们以往的生活习惯、生活方式，给人们（包括青年学生）的心理带来了太大的冲击和生活、学习、工作压力。大学生活期间是人生的重要转折点，因为转折和变化，学生的心理压力更大，而他们的个性心理还未完全定型，抗压性不强，更容易引发心理不适，严重的会出现情感障碍或心理疾病。智能手机普及，给人们带来了很多方便，青年学生善于接受新鲜事物，是使用智能手机的最大群体，但是在智能手机方便人与人之间联系的表象下，人们的心灵变得更加孤独，孤独的心灵更容易生病，更容易出现情感障碍。

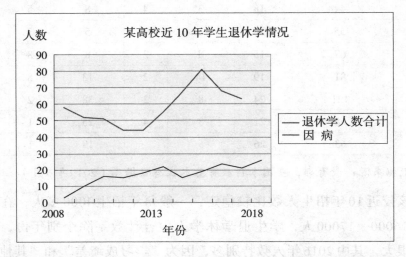

图 7-1　某校近 10 年学生退休学人数及因病退学人数发展趋势图

一、最为常见的情感障碍类型

根据上述情绪分级，只有第一级的快乐情绪才是积极的、正常的；第二级的焦虑、抑郁、愤怒、恐惧都是因为某种需求没有得到满足产生的消极情绪、异常心理，甚至是情感障碍。日常生活中，焦虑和抑郁是大学生中最常见的情感障碍，而且如果不及时采取积极措施，破坏性很强。下面重点介绍这两种情感障碍的概念和症状。

（一）焦虑

1. 概念

焦虑是个体由于不能达到目标或不能克服障碍的威胁致使自尊心受

挫，或使失败感和内疚感增加，形成一种紧张不安，带有恐惧的情绪状态。

焦虑的分类：

①现实性或客观性焦虑，是由客观上对自尊心的威胁引起的。

②神经性过敏性焦虑，即不仅对特殊的事物或情境发生焦虑反应，而且对任何事物都可能发生焦虑反应。

③道德性焦虑，由于违背社会道德标准，在社会要求和自我表现发生冲突时，引起的内疚感所产生的情绪反应。

焦虑症又叫神经症或神经官能症，它不是最严重的心理问题但却是很痛苦的。反倒是最严重的心理问题——精神分裂症患者由于丧失了自知力并不觉得痛苦。神经症患者虽然长期生活在痛苦中，却一般不会自杀，这和抑郁症不同。

2. **焦虑症的主要症状和表现**

（1）焦虑症者对自己有很高的期待，是完美主义者

焦虑症者无法接受现实的自己，因此内心充满了矛盾和冲突，总是在和自己战斗。无法接受现实中那个有缺点的自己，无法与自己和平相处，把自己当成敌人和对手，总是处于战斗状态。他的思维方式是非此即彼的，全或无；他想找到一种方法，一劳永逸地解决问题，却永远也找不到；他不允许自己犯错误，不能容忍一种有缺陷有遗憾的生活和人生；他的自我是分裂的，既自负又自卑。"他觉得自己无能为力……但与此同时又坚持认为自己是无所不能的。他倾向于感到自己无足轻重，一文不值，但如果别人不把他当天才看待，他又会勃然大怒。"（卡伦·霍妮《我们时代的神经症人格》）。

焦虑症者内心有许多"不合理信念"。"我应该是一个重要人物"或者"我一定要成为一个重要人物"只是其中之一。他的理想和目标极其远大，但现实的脚步却远远跟不上。他本来是有许多潜力和天赋的，但由于他把大量的时间和精力花在与内心的交战上，这就严重限制和磨损了他的才能的发挥，也就限制了他的成就。尽管如此，由于他的偏执，他还是会在某些方面变得比许多其他人优秀。有些焦虑症者智力很好，喜欢阅读，喜欢自我分析，似乎懂得很多道理，但总是走不出自己的怪

圈。这也许构成了他自恋的资本和维持他的高自我要求的基础，但他对自己的期待实在太高，因此他永远无法找到自信。缺乏行动和成就的支撑，理想主义者就立即变成空想主义者。

（2）焦虑症者缺乏安全感和归属感

对爱的渴望是强烈的、贪婪的。这导致他不自觉地依赖那些对他好的人，而这种依赖通常给他人带来某些负担。渴望被接纳，害怕被遗弃，为了获得接纳甚至不惜代价去讨好别人，这种依赖要么让人厌烦，要么被人利用。总之，他很难如愿以偿地获得他想要的那种全然的无限的爱。"神经症者的人格一直停留在儿童阶段，他们是没有长大的孩子，害怕遗弃，害怕分离……"他感觉父母亏欠了他，长大后他就通过"得病"来"讨债"，向父母讨债，向别人讨债，向世界讨债。

对爱的渴望无限"贪婪"，过分索取的结果是耗尽自己的支持系统，于是安全感和归属感更加缺失。在社交场合，神经症者既害怕关注又渴望关注。由于焦虑，他害怕别人关注他，但内心对爱是如此渴望，他又非常渴望关注，因此在不同程度上他是一个表演者。"自我虐待和自我摧残常常是他们的保留节目，他们借此来展示自己的伤口，借此来赢得人们的同情和怜悯"，"表演是他们获得关爱的唯一方式和手段，他们活得很累，可他们又不愿意改变，因为没有了表演他们什么都没有"。

（3）焦虑症者过分关注自己的情绪，典型的自我中心主义者

对外面的世界漠不关心，却又时时关注别人的反应，焦虑症者以为每个人都在关注自己。"一律以自己的感受为出发点和归宿点，最终陷入作茧自缚。"他的生活是"情绪中心"的。由于这种关注，焦虑症者更放大了情绪的影响，因此在很大程度上，他的行为是被情绪控制的，所以虽然他处处为自己考虑，"但是所作所为又都与自己的根本利益背道而驰"。神经过敏加上情绪中心，让他的情绪经常处于不良状态，加上他对自己的苛刻要求，于是社交焦虑甚至恐惧就不可避免了，因此深受自己负面情绪的影响，从而严重影响自己的社会功能，有时即使是很简单的事情也缺乏行动力。他很看重自己的情绪，过分关注自己的感受，对现实的目标和问题反而有意无意地忽视。

焦虑症者始终缺乏安全感，因此他总在试图"控制"，通过控制来获得安全感。他一生都在追求金钱、权力和成就。"神经症病人往往倾向于服从他人的意志，但与此同时他又坚持认为世界应该适应自己。他倾向于感到自己受奴役，但与此同时又坚持认为他支配他人的权力应该是毋庸置疑的。"（《我们时代的神经症人格》）在这里，我们再一次看到了他内心的不合理信念：坚持认为世界应该适应自己。而这是不可能实现的，因此，他就总是活在焦虑中。即使是自己，也并非完全能够控制。许又新教授在《"相对不随意"在心理治疗中的应用》中说："在感到疲劳而坐在沙发里闭目养神时，常常免不了出现各种互不相关的杂乱思想……健康人听其自然，也就相安无事，有焦虑气质的人力图控制它，反而强烈地感到控制不住而烦躁。……可以说，控制不住是控制过分造成的结果。"

（4）焦虑症者在人际交往中敏感脆弱

渴望被关注又害怕被关注，显得别扭，容易受挫而变得回避交往，表面显得冷漠孤僻，事实上非常渴望别人对其热情和亲密。他的思维十分纤细，神经过敏，加上性格偏执，容易"受伤"，把别人无意或善意的言行理解为恶意。他渴望别人对他亲密和热情，害怕别人对他冷淡和冷落。他害怕别人"不理他"。他不喜欢主动和人打招呼，害怕别人不理他；他离开一个场合时不喜欢和人告别，害怕别人"没听见"。如果他发短信给别人而没得到回复，他会心情很难受，如果是找人帮忙的短信，那么他会更加受伤，并从此远离那个人。对别人的任何行为，他心里都会无法控制地反复回忆和揣摩，而且他是"内归因"的，当别人没有回复他时，他会想自己是不是做错了什么，别人才"不理他"，才对他"不好"。如果他在路上跟人打招呼而别人没有理他，他会认为那个人一定是不高兴，对他有意见，进而思考"他为什么不高兴"，是不是什么时候得罪他了。总之，他的神经是脆弱的，很容易受伤而导致情绪不良，这给他（以及周围的人）造成了沉重的负担，这导致他越来越讨厌和回避社交，也让其他人要小心翼翼与之相处，以免一不小心"伤害"到他。

　　他无法真正改变的原因之一，是因为他的问题能够带给他一些"好处"和"特权"：获得别人的关注、同情和关爱，放弃某些属于自己的责任，等等。他的内心是有很多想法和欲望的，但他总要掩藏起来，让人觉得他是纯洁的，拼命压抑的结果就是导致内心出现更多的冲突和恐惧，而外在的行为给人感觉别扭。

（二）抑郁

　　抑郁症像是某种"流行病"一样，突然在大学生群体中肆虐。据《澎湃新闻》近期报道，北京某重点大学有40人被确诊为抑郁症。而其中竟有一位患了重度抑郁的大学生，因为羞耻而拒绝看医生。可以说，病耻感已经成了阻挠抑郁治疗和康复的魔障。任何人都有可能得抑郁症。实际上，三个正常人之中，抑郁症就会袭击其中的一个。与其他心理障碍相比，抑郁症传播相当广泛。所以，抑郁症究竟是什么？它不是单纯的"心情不好"，也不是学业不顺后的沮丧，更不是失恋后的闹情绪。它就像一只"摄魂怪"，让患者感到彻骨的寒冷，快乐的丧失，求死的欲望。它就像一只大黑狗，出现的时候让人猝不及防，陷入长期的焦虑、自责、无助或绝望中，严重的甚至会动起自杀的念头。

1. 抑郁的定义

　　抑郁是指个体因为失去心爱的人或物，或者遭受长期的失败，缺乏成就感，而产生的一种带有悲哀情绪色彩的持久、缓和的不良情绪状态，属于心境状态。抑郁症者精神不安或者反应迟钝；食欲减少或遭到破坏；自责，无价值感，没有理由的内疚感；缺乏决定力，缺乏专注力；饮酒或用药增多；没有来由地苦叫。严重的抑郁症者有自杀的倾向和冲动，有些严重的抑郁症者不仅有自杀倾向，还有杀害最亲近人（比如父母、子女等）的想法和行为，造成巨大的家庭悲剧。

　　太多人不了解抑郁症，对抑郁症有误解，从而对周围有抑郁症的人采取了不正确的应对态度，即便是出于善意，但在某种程度上其实反而加重了对方的苦恼。

抑郁症的特点：

①抑郁症的对面不是"快乐"，而是"活力"。抑郁症感觉自己的身体被病困住了，导致人生也如同被困住了，体内的精力好似被榨干了，导致其人生也如同被抽空了。所以不要对抑郁症患者说"开心一点""想开一点"这种话，导致他抑郁的并非心情，开心一点、想开一点并不会减轻他的病痛，更何况绝大多数抑郁症患者已经失去了"开心、想开"的精神调节机制。不要以一个人开心与否来判断某人是否抑郁。这两者之间无法画上等号，"你整天那么逗，怎么会抑郁呢"这样的判断是彻底的误读。

②抑郁症是一种病，不必避讳，不要有偏见。不是一种悲观失落的心情，不是矫情，不是故作姿态，是管理情绪的机能坏掉了，是大脑中无法分泌出有活力的因子，所以不要对抑郁症患者说"你有啥可抑郁的，我还抑郁呢"这种话。你会对一个癌症患者说"你有啥可乏力难过的，我还乏力难过呢"吗？不要对抑郁症患者说"这又不是什么好事，有什么好到处说的"这种话。抑郁症就是一种普通的疾病，11%的人都有不同程度的抑郁症状，这没什么见不得人，"诉说"会缓解抑郁症患者的精神压力。就好像笔者终日以一种自嘲式的口吻调侃自己的抑郁症，一方面是在排解自己的压力，另一方面笔者也希望通过我的调侃，让大家知道抑郁症是一种病，不要对它有任何的偏见。

抑郁症是一种病，是病就要吃药。确实有人有轻度抑郁症自己熬着熬着就熬过去了，但对于绝大多数抑郁症患者，扛不是一个办法，这不是一个用意志就可以与之对抗的疾病。

③抑郁症病因不确切，外部表现非常复杂。不要问抑郁症患者"你为什么要抑郁"，很多人的抑郁症是无法找到确切病因的，就像癌症患者不知道自己为什么会得癌症一样。悲观低落的心境固然是一种症状，但更多时候还会通过肢体的症状表现出来，比如头昏、乏力等。所以千万不要以没有心理症状而只有生理症状，来否定一个人患抑郁症的可能性。

④抑郁症患者的情绪控制能力会较之常人更差。除了经常不想说话

外，抑郁症患者时常会忍不住情绪失控、脾气暴躁。这一点希望大家都能理解，对于这种情绪上的失控抑郁症患者自己也很苦恼。对抑郁症患者而言，轻如鸿毛的精神负担都会带来难以承受的心理压力。社交活动会有压力，比如与不熟悉的人的聚会，他人的过度关注会有压力，比如家人对婚姻状况的关切，生活的突然变化会有压力，比如从小养到大的宠物的离开也会有压力。某些压力对于寻常人而言不过尔尔，但抑郁症患者实在没有力气来对抗这些哪怕极度轻微的负面情绪，从而会把它越发推向精神困局的最深处。不要逼他们去做任何事情，一个安稳的环境对抑郁症患者非常重要。

⑤抑郁症患者的孤独与绝望，经常来自外界的误解或轻视。外界不明白你是真的生病了，而且这种病还很复杂，从而产生许多的冷嘲热讽，这会让抑郁症患者本就黑暗的生活雪上加霜。与抑郁症对抗，患者需要的不是周围人的大道理，而是支持与鼓励，再简单一点，就是理解与关心。

2. 抑郁症的文化背景

（1）所有的心理问题都与文化有很大关系

《像我们一样疯狂——美式心理疾病的全球化》的作者伊森·沃特斯采访的心理学者提出了"症状池"的概念。"症状池"的意思是说，基本上心理疾病不同于躯体疾病，一个心理问题呈现出什么症状，其实在不同时代是不一样的。它具体有什么样的呈现，是跟当时整个社会文化、信念、价值观，尤其是跟宗教有很大关系的，当一个文化默许某种表达形式时，一种症状就可以进入这个心理问题的"症状池"里面。比如，维多利亚时代是癔症的时代，现在我们很少看到当时那种很经典的癔症；而我们今天这个时代可以说是一个"抑郁症"的时代，"焦虑"跟"抑郁"可以说是我们的时代病。

因为文化在过滤一些症状，而它又允许另外一些症状在特定的时间跟地点出现。所以文化跟心理疾病之间其实是有很紧密的互相影响、互相塑造的关系，这一点和躯体上的疾病是不同的。这告诉我们，一个心理问题、心理疾病，不管它是抑郁症也好、焦虑症也好，或者厌食症也好，它和肺炎或糖尿病是很不一样的，它不是一个客观的病毒或细菌引起的机体上的器官病变，基本上所有心理问题其实都和我们的文化有关系。所以，全世界不同国家的人产生心理问题的方式，以及他们容易产生什么样的心理问题，并不是像躯体上的疾病那样均匀散布，它是受文化影响的。

（2）"抑郁"一直有，"抑郁症"是后来才有

如果现代社会对"抑郁症"的诊断标签是被制造出来的话，那"抑郁"情绪本身绝不是被制造出来的。抑郁情绪、抑郁状态和忧伤其实在人类社会已经有好几千年，一直都存在。从古希腊的希伯克里特，一直到中国的《黄帝内经》都对抑郁状态有描述，甚至给出了治疗方法。

比如《黄帝内经》中对齐王的治疗是激怒他，被激怒后他破口大骂，然后他的抑郁就好了。这是古代中国。而到了中世纪时由于宗教的原因，"抑郁"被认为是一种对上帝信仰不虔诚所导致的软弱，所以对"抑郁"就产生了一种有罪的羞耻。直到今天，不少人依然对精神类疾病存在羞耻感。可是很有意思的是，这种"羞耻感"到了文艺复兴时期就摇身一变，变成了一种潮流范儿。就像现在的年轻人，把"颓废"当成是一种很时髦的气质，穿得破破烂烂是一种潇洒的人生态度，而当时的艺术家、诗人也是把"忧郁"当成是一种很高贵的贵族气质，因为跟"忧郁"连在一起的是哲学，是对人生深刻的洞察和思考。

从古代一直到中世纪之前，其实没有"Depressed"这个词，一直以来，"忧郁"一词的英文是 Melancholy，意为"淡淡的忧伤"，即文艺青年的忧郁气质。所以弗洛伊德在他的 Morning Melancholy 说到，Melancholy 这个忧郁情绪是没有原因的，至少没有我们可以说得出来到达意识层面的原因。他认为忧郁的情绪需要精神分析来搞清楚它底下深层的原因是什么。另一位弗洛伊德学派的分析师则认为忧郁的核心是一种"自恋"，他认为当我们去寻找爱的对象的认可而不得时，就产生了"忧郁"的情绪。到了克莱因，他就更进一步提出假设，认为"忧郁"是被妈妈拒绝的结果，来自妈妈的拒绝跟敌意越严重，病人身上的抑郁也就越严重。这是精神分析学派的看法。

　　到了阿道夫·迈尔，他提出早期童年经验和生理因素共同使得一个人更倾向于得到"Melancholy"——"淡淡的忧郁"；可同时他也相信过去的经验跟生理因素不是最终的结局，一个人可以通过整理他自己的生活，重新生活来改变这个精神疾病的状况。正是迈尔给出了"Depressed"一词，来形容长期低迷的状态，所以基本是从迈尔开始，"Depressed"一词才正式成为"抑郁"临床上的名词，一直用到今天。

　　3. 美国人创造了"抑郁症"

　　到了20世纪中叶，整个西方医学的发展，特别是脑神经科学的发展，导致人们发现人的化学递质与神经电流跟大脑运作的关联。当时，整个精神医学界都认为改变大脑的电流可以改变"抑郁"的状况。20世纪中叶，另一个大的发展是心理疾病分类与诊断系统，在当时，心理学家跟精神医学家为了要让精神疾病跟生理疾病分类更标准化，就联合提出了分类诊断系统的概念。1952年，美国第一部诊断与统计手册，也就是后来的DSM问世，这就是现在全世界都在用的"心理学界的圣经"。在第一本DSM里面，Melancholy这个词，就被"Depressed reaction（抑郁反应）"一词取代了，用来形容一种很严重的情绪低落。最早的诊断标准说，这种情绪低落是源于一种内部冲突和未知的生活实践，比如失业或离婚。

　　当心理学家在这边忙碌地分类，把精神疾病、心理疾病做分类时，制药公司也没有闲着，他们无意中发现了一些可以改善情绪的药物。于是，20世纪50年代时，镇静剂开始变得非常流行，它用来治疗焦虑症。当药物可以用来改变一个人的精神状况和情绪状况时，就为未来铺了一条路，大家慢慢开始意识到可以用吃药的方法治疗抑郁症。在药物崛起之前弗洛伊德的精神分析学派仍然是最主要的治疗抑郁症的方法，一直到70年代，在美国，如果一个人有抑郁症的话，他还是会到典型的心理学家、精神分析师的办公室，躺在他的躺椅上用谈话治疗的方式做精神分析。但随着医学医药的发展，越来越呈上升趋势的是以生物学为基础的心理学。于是，制药公司跟心理学的科研学者开始一起寻找"抑郁症"带来的大脑中化学不平衡的证据，以及什么样的药物可以作为靶向药物，用来治疗这种不平衡。当时的制药公司常常用的一个比喻是把"抑郁症"跟糖尿病作类比。大家都知道糖尿病是机体不能产生胰岛素了，所以无法平衡血糖，因此病人就必须要一直打胰岛素。制药公司当时对"抑郁症"的药物宣传也是说，"抑郁症"是大脑化学不平衡导致的，吃药就跟用胰岛素平衡血糖一样，药物可以平衡大脑中的化学物质。

可是，精神分析学和心理生物学这两个不同的阵营，彼此都不能说服对方抑郁症究竟是什么原因导致的，究竟是因为妈妈的拒绝导致的，还是大脑化学不平衡导致的，这样的争论一直带到了1980年第三版DSM。为了要把这两派的观点稍微作一个综合，这一版DSM有一个很大的改变，它以过去的发病原因为基础，从治病机理为基础的诊断手册变为了以症状为基础的诊断手册。这意味着过去诊断手册告诉你如何诊断这个病，是从病因的角度看，比如诊断肺炎，是以发现肺部的某种病变来做诊断，或者什么造成肺炎来做诊断，但以症状为基础的诊断不看什么导致了抑郁，而看你有没有呈现出这些症状。弗洛伊德的精神分析学派一直对治疗精神疾病的心理原因更有兴趣，而生物阵营一直认为，不管你说病是怎么造成的，我只要治疗他的症状，只要他没有症状了，那他就痊愈了。

现实中，人们呼唤心理疾病分类的出现。这是因为病人能不能得到治疗，治疗费用能不能向保险公司索赔，这跟医生给出什么样的诊断标签有关系，有些诊断是在保险受理的范围，有些不在它受理的范围内，所以制药公司希望新一类疾病能够被医疗系统认可。因为婚姻问题，夫妻吵架，你想去吃药、开药，保险公司是不可能给你理赔的。可是，如果病人有列在诊断手册里的正式疾病，肺炎也好、糖尿病也好，"抑郁症"是被正式列在手册里的，它就可以被理赔，就可以用药。在短短30年间，服用抗抑郁药的美国人从最开始（1980年）的200万左右到今天，美国需要服用抗抑郁药的大概是4000万人。30年间，这是多少倍的增长呢？大家可以回去算一算，2000%。这是一个很疯狂的数字，是一个巨大的数字。

4. 中国文化语境下的"抑郁症"

回到中国。在"抑郁症"一词出现之前，大家遇到"抑郁"这种感受时，都会用另外一个词来形容这种感觉——"神经衰弱"。遇到"神经衰弱"，医生通常会给你开营养神经的药，像谷维素、维生素等。但这两年我们也被"科普"了——不存在"神经衰弱"，其实就是"抑郁症"。这两年我们的抑郁症患者越来越多，某些纪录片中也提到了中国抑郁症增长的数字，是很触目惊心的。这跟我们这个时代的文化有关，人们迫切需要一个词来命名大家经历到的无力感、挫败感、焦虑感，尤其是在大城市。在北上广这些城市会有特别鲜明的感受，人们需要一个名字来命名自己的情绪体验。因为人也是创造意义的生物，我们不停在自己的经验中试图去总结出一些东西来，找一些词来描绘我们的感受，因为我们在今天中国大城市里所经历到的压力，"焦虑""抑郁"这些词其实是给我们一个出口的。焦虑与障碍也是当前大学生情感障碍的两种主要类型。

但是我们也应该看到，当下人们所谈论的"抑郁症"确实有一些人为制造的成分，尤其是当我们从它背后商业利益的运作去研究这个问题的时候，就会发现其实是推动它的相关利益团体更愿意把"抑郁症"呈现为一种严重的疾病。最后，对于今天作为普通中国人、普通治疗师，或者普通的对心理学感兴趣的人，我们怎么看待抑郁症，或怎么看待以后的这些科普文章呢，我想强调的一点是回到中国的文化里。其实我们中国人的抑郁常常是跟人际关系有关的，虽然西方人会说我们的家庭太纠缠，可是很多时候这种紧密，并未在家庭内部形成真正的温暖、彼此支持和安全，所以我想鼓励大家多花一点时间去好好建立自己的人际关系，有一个紧密的关系作为保护，在这当中形成一个有弹性的自我认知，以及关系当中的安全感、亲密感、温暖的感觉，因为这可能是反抗抑郁最好的免疫系统。同时，我们也应该看到，"从诊断中告诉你得了一种病，并且要寻求痊愈"，这仍然是疾病模型里的观念。你生了肺炎可以痊愈，生了感冒可以痊愈，但"抑郁症"和肺炎，或者跟感冒是完全不同的概念。在临床处理当中，对于"顶着抑郁症帽子进来"的来访者，心理医生工作的目标不是为了让他们回到患抑郁症之前的内在心理状态和自我认知，而是让他把"抑郁"看作一个他重新认识自己的过程，他的自我认知的改变、他的成长，会帮助他跨上另外一个台阶，症状慢慢消除以后，他整个人的社会功能、自我组织、情绪状态都会变得越来越好，但这不是所谓的"痊愈"，而是这个人成长了，他已经到了一个新的状态里面，这时候他的心理环境，应对压力的能力当然比之前好多了。

二、大学生情感障碍的常规心理检测方法

病态心理是比较严重的心理问题，是由相对强烈的现实因素激发的，是一种初始情绪反应强烈，持续时间较长，内容充分泛化的心理不健康状态。严重心理问题继续发展，就会成为可疑神经症，患者的内心冲突是变形的。情感性精神障碍，又名心境障碍，是以心境显著而持久的高扬或低落为基本特征，伴有相应的思维和行为改变，并反复发作，间歇期完全缓解，症状较慢者可能不会发展到精神病程度的精神障碍。一般愈后良好，少数病人可迁延而经久不愈。情感障碍症的临床表现是以情感高涨，伴有思维奔逸，精神运动性兴奋；或情绪低落为主，思维迟缓，精神运动性抑制。躁狂状态时患者心境高扬，与所处的境遇不相称，可以兴高采烈，易激惹、激越、愤怒、焦虑，严重者可以出现妄想、幻觉等精神症状。抑郁状态时病人心情不佳、苦恼、忧伤、悲观、绝望，严重者出现自杀观念和行为，病情呈昼重夜轻的节律变化。本书针对的是大学生群体中程度较轻尚未达到精神障碍的情感障碍，发作可表现为焦虑相或抑郁相。

（一）情感障碍的鉴定

情感障碍需要严格的鉴定。在心理健康检查中有系列严格的测量工具和测量程序，比如前文中提到的 SCL-90。大学生情感障碍最常见的两种类型是抑郁与焦虑，本书重点针对这两种情况。常见的情感障碍心理测量量表有四种。

1. 汉密尔顿抑郁量表（HAMD）

汉密尔顿抑郁量表由美国心理学家汉密尔顿（Hamilton）1960年编

制，该表有17项、21项、24项三种版本，在临床上评定抑郁状态时应用得最多的为第三个版本（24项），适用对象为成年人。评分采用0—4分的5级等分，0为无，1为轻度，2为中度，3为重度，4为很重。评定来访者抑郁心境、有罪感、自杀等24个方面的异常情感。在计分上分总分和因子分，总分指所有项目得分之和，当两个人同时评定时，采用两者得分之和的算术平均分。HAMD将各个项目反映的症状特点分为7个因子，即：①焦虑/躯体化，由精神性焦虑、躯体性焦虑、胃肠道症状、疑病自知力、全身症状等6项组成；②体重减轻；③认知障碍，包括自罪感、自杀等6项；④日夜变化；⑤迟缓；⑥睡眠障碍；⑦绝望感。

对于24项版本，总分小于8分，则没有抑郁症状；20分以上，可能是轻度或中度的症状；35分以上为严重抑郁。

2. 汉密尔顿焦虑量表（HAMA）

汉密尔顿焦虑量表（Hamilton Anxiety Rating Scale，HAMA）由汉密尔顿于1959年编制，本量表主要涉及躯体性焦虑和精神性焦虑两类因子，共14个反映焦虑症状的项目，如焦虑心境、紧张、害怕、认知功能等。评定当中需要两名训练有素的评定员联合检查。一般采用交谈和观察的方式，检查结束后，两名评定员独立评分。

项目的评分等级采用0—4分的5级评分法，各级标准为：0—无症状，1—轻度，2—中度，3—重度，4—极重。

3. 抑郁症问卷（SDS）

HAMD和HAMA是他评情感障碍量表。高校心理健康教育部门在诊断情感障碍时，除了他评表还有自评工具，如，抑郁自评量表（SDS）、焦虑自评量表（SAS）、状态-特质焦虑问卷（STAI）和Beck焦虑量表（BAI）等，其中抑郁自评量表和焦虑自评量表使用最为广泛。

华裔W.K.Zung1965年编制自评抑郁量表（Self-Rating Depression Scale，简称SDS）。

表 7-2 Beck 抑郁症问卷

指导语： 请你仔细看清每组项目，然后在每组内最适合你的情况（最近一周，包括今天）的一项 描述，并将那个数字圈出。请先读完一组内的各项叙述，然后选择。
A
0. 我不感到忧愁
1. 我感到忧愁
2. 我整天感到忧愁，且不能改变这一情绪
B.
0. 对于将来我不感到悲观
1. 我对将来感到悲观
2. 我感到将来无望，事事都不能变好
C.
0. 我不像一个失败者
1. 我觉得比一般人失败多一些
2. 当我回首过去时看到的是许多失败
3. 感到我是一个彻底的失败者
D.
0. 我对事物像往常一样满意
1. 我对事物不像往常一样满意
2. 我不再对任何事物感到真正的满意
3. 我对每一件事情感到不满意或讨厌
E.
0. 我没有感到特别内疚
1. 在部分时间内感到内疚
2. 在相当一部分时间内感到内疚
3. 我时常感到内疚
F.
0. 我没有感到正在受惩罚
1. 我感到可能受到惩罚
2. 我预感到将要受到惩罚
3. 我感到正在受到惩罚

G.
0. 我感到我并不使人失望
1. 我对自己失望
2. 我讨厌自己
3. 我痛恨自己
H.
0. 我感到我并不比别人差
1. 我对自己的缺点和错误经常反省
2. 经常责备自己的过失
3. 每次发生糟糕的事都责备自己
I.
0. 我没有任何自杀的想法
1. 我有自杀的念头但不会真自杀
2. 我很想自杀
3. 如果有机会我会自杀
J.
0. 我并不比以往爱哭
1. 我现在比以往爱哭
2. 我现在经常哭
3. 我以前能哭，但现在即使想哭也哭不出来
K.
0. 我并不比以往容易激惹
1. 我比以往容易激惹或生气
2. 我现在经常容易发火
3. 以往能激惹我的那些事情现在则完全不能激惹我了
L.
0. 我对他人的兴趣没有减少
1. 我对他人的兴趣比以往减少了
2. 我对他人丧失大部分的兴趣
3. 我对他人现在毫无兴趣

续表

M.
0. 我与以往一样能做决定
1. 我现在做决定没有以前果断
2. 我现在做决定比以前困难得多
3. 我现在完全不能做决定
N.
0. 我觉得自己看上去和以前差不多
1. 我担心我看上去老了或没有以前好看了
2. 我觉得我的外貌变得不好看了，而且是永久性的改变
3. 我认为我看上去很丑了
O.
0. 我能像以往一样工作
1. 我要经过一番努力才能开始做事
2. 我做任何事情都必须做很大努力，强迫自己去做
3. 我完全不能工作
P.
0. 我睡眠像以前一样好
1. 我睡眠没有以往那样好
2. 我比以往早醒1—2小时，在入睡时有困难
3. 我比以往早醒几个小时，且不能再入睡
Q.
0. 我现在并不比以往感到疲劳
1. 我现在比以往容易疲劳
2. 我做任何事情都感到疲劳
3. 我太疲劳了以致不能做任何事情
结果判断： 判断抑郁程度的临界值因研究目的而异。一般情况下的参考标准为：低于4分无抑郁或极轻微；5—13分轻度；14—20分中度；21分以上为重度。

4. 焦虑自我评定量表（SAS）

1971年，华裔 W.K.Zung 制定了焦虑的自我评定量表（Self-Rating

Anxiety Scale，简称 SAS）。

表 7-3 Zung 焦虑自我评定量表

下面有20条文字，请你仔细阅读每一条，然后根据你最近一周的实际情况，在右侧相对应的适当数字上画√

很少有 有时有 大部分 绝大部分时间有
1   2   3   4
1. 我比以往感到更加神经过敏和焦虑
2. 我无缘无故感到担心
3. 我容易心烦意乱和感到恐慌
4. 我感到我的身体被分成几块，支离破碎
*5. 我感到事事都很顺利，不会有倒霉的事情发生
6. 我的四肢抖动和震颤
7. 我因头疼、颈痛、背痛而烦恼
8. 我感到无力且容易疲劳
*9. 我感到很平静，能安静地坐下来
10. 我感到我的心跳较快
11. 我因阵阵眩晕而不舒服
12. 我有阵阵要晕倒的感觉
*13. 我呼吸时进气和出气都不费力
14. 我的手指和脚趾麻木和刺痛
15. 我因为肠胃消化不良而苦恼
16. 我常常要小便
*17. 我的手常常是干燥温暖的
18. 我脸红而发热
*19. 我容易入睡，晚上休息很好
20. 我做噩梦
其中5、9、13、17、19，是干扰项，计分方向相反，即"很少有"计4分，"绝大部分时间有"计1分。
焦虑自评表（SAS）结果分析： SAS 的主要统计指标是"总分"。受试者填完后，将20题的各个得分相加得到粗分（X），将粗分 ×1.25 即为标准分（Y）。即Y=1.25X。正常人 Y 分为40分以下，中度焦虑者可达50—60分，重度焦虑者60分以上。

三、大学生情感障碍的常规疗法

关于异常心理、情感障碍的解释，不同学者各有侧重，解释不同，则治疗方法也不相同。传统的常规疗法有三大流派：精神分析学派、行为主义、人本主义。另外，当情感障碍比较严重时，必须要用药物加以控制，才能使用心理疗法。大学生情感障碍的常规疗法也不外乎这四种情况。

（一）精神分析的理论解释及治疗重点

精神分析学派代表人物弗洛伊德认为，心理过程是潜意识的，意识部分只是整个心理的冰山一角，只是整个心灵中分离出来的部分动作；性的冲动是神经病和精神病的重要起因。在此基础上，弗洛伊德作出如下判断：

①人类的生物本能（"里比多"）是心理活动的动力；

②"里比多"在幼年期推动人的性心理发展，自出生到发展结束，经过三个发展阶段：口欲期、肛欲期和生殖器期；

③人的心理活动存在于潜意识、前意识和意识中，与此对应的人格则由本我、自我和超我构成；

④本我按"快乐原则"活动，自我按"现实原则"活动，超我按"道德原则"活动；

⑤人具有防止焦虑的能力，叫"防御机制"。

依据上述假定，精神分析理论认为，人的情感障碍是由以下原因造成的：

①固着。合理度过"性心理"发展的每一个阶段，是未来心理健康的充分必要条件，如果在某个发展阶段上，接受的刺激过多或过少，就会使"性心理"的发展受到挫折，就会造成"性心理"发展"固着"，就会造成未来人格的异常、情感心理的变态。

②焦虑。"自我"必须随时随地地学习外部世界，以便理性地处理"本我"与"超我"之间的矛盾，所以我们体验着焦虑。

③压抑。为防止、抵御和消除焦虑，我们必须克制、压抑非理性冲

动。如果压抑力量不足，让非理性冲破防线，我们就会体验到痛苦；如果冲不破防御，虽然意识不到痛苦，但冲突和痛苦并不会消失，隐藏到潜意识之中，还会以变相的形式表达自己，产生异常心理和异常行为，出现情感障碍心理。

在此基础上，精神学派对情感障碍的疗法主要通过对潜意识的分析，找出隐藏的原因，解开"情结"。认知疗法是在精神分析、心灵分析的基础上发展而来的。

（二）行为主义的解释及行为疗法

在变态心理学史上，巴甫洛夫是把行为心理学介入变态心理学的先驱，他认为神经症和精神病的产生是由兴奋和抑制这两个基本神经过程的冲突造成的。巴甫洛夫依据动物实验的结果，提出了大脑两个半球神经活动特征的一系列概念，如兴奋、抑制、兴奋和抑制的集中与扩散过程、互相正负诱导过程等。通过动物实验的结果演绎和推论人的心理，再通过对人的实验对比动物实验，这是行为主义心理学研究工作的一般技术路线。

1. 行为疗法的基本原理

行为治疗是以减轻或改善患者的症状或不良行为为目标的一类心理治疗技术的总称。它的发展已有上百年的历史，具有针对性强、易操作、疗程短、见效快等特点。行为治疗的概念最早由斯金纳和利得斯莱于20世纪50年代提出。与其他学派的治疗者相比，行为治疗者对治疗过程关心得较少，他们更关心设立特定的治疗目标。而特定的治疗目标是治疗者经过对来访者行为的观察，对其行为进行功能分析后，帮助来访者制定的。治疗目标一旦确定，新的条件作用的学习过程就可以开始进行。

20世纪初期，有些心理学家不满意当时的心理学对心理现象的主观推测，他们试图使心理学和其他自然学科一样，把可观察、可测量的行为作为研究对象。

行为主义心理学的先驱当属巴甫洛夫和桑代克。巴甫洛夫认为神经症和精神病的产生是由兴奋和抑制这两个基本神经过程的冲突造成的，他在动物实验的基础上提出了一系列神经活动特征的概念。桑代克使用观察记录老鼠走迷宫的方法，研究行为的学习过程，提出了"尝试－错误"定律。

华生（B.Watson，1878—1958）在巴甫洛夫和桑代克的影响下，建立了"刺激－反应模式"，即 R=f（S）模式。该理论不考虑刺激与反应的中间过程，认为情绪情感只不过是内脏和腺体的变化，是可以客观记录的行为。华生否认传统心理学使用内省法所获取资料的可靠性，反对将知觉和意识作为研究对象，认为只有行为才是心理学的研究对象，而行为归结为肌肉的收缩或腺体的分泌。

华生的极端行为主义观点，很快受到了挑战。托尔曼（E.C.Tolman，1886—1959）提出中间变量的观念，认为刺激与反应之间存在"中间变量"，其公式为 B=f（S、P、H、T、A），其中 B 为行为，S 为环境刺激，P 为生理驱动，H 为遗传，T 为过去训练的经验，A 为年龄，即行为是后5个实验变量的函数。

斯金纳（B.Skinner，1904—1990）是美国另一个新行为主义心理学家，他建立了操作性条件反射，其公式是：R=f（S、A）。认为在刺激与反应之间还有一个"第三变量"A。他重视对刺激与反应之间可观察到的相互关系，对反射"进行操作分析"，但对有机体内部的过程并不关注。他认为，人的行为大都决定于先前行为的后果，而先前行为的后果起到激励作用及强化。

沃尔普（Wolpe）将行为治疗定义为：行为治疗是使用实验确立的行为学习原则和方式，克服不良行为习惯的过程。在行为治疗中，只针对行为本身，不探究不良行为背后的深层次问题，虽然并不拒绝承认求助者内在的认知和情感活动。认为内隐的认知和情感通过外显的行为表现出来，都是行为治疗的目标。

2. 行为治疗的基本步骤和特点

行为治疗的基本步骤有7个。[①]

第一，对靶行为进行功能性分析。进行这类分析时，特别注意靶行为经常发生和很少发生的情境。

第二，对靶行为严重程度的标定。

第三，靶行为矫正目标的制定。

第四，制订并实施干预计划，增加积极行为，减少消极行为。

第五，监测干预计划的实施并根据情况进行调整。

第六，结束阶段。一旦达到目标，即可逐步结束干预计划。

第七，检验阶段。如有靶行为复发，可给予辅助性处理。

行为治疗的主要方法有系统脱敏法、模仿学习、自我管理技术、角色扮演、自信心训练、厌恶疗法、强化法、认知 - 行为疗法等。行为治疗技术，一般都具有如下六个特点。

第一，注重形成靶行为的现实原因，而不是它的历史原因。

第二，以可观察的行为作为评价治疗效果的标准，这种行为可以是外显的，也可以是内隐的。

第三，依据实验研究，从中引申出假设和治疗技术。

第四，用尽量客观的、可操作的术语描述治疗程序，以便使治疗过程能够被重复。

第五，精心发现靶行为，并认真选择测量行为改变的方法。

第六，对于每个求助者，咨询师根据其问题和本人的有关情况，采用适当的经典条件作用、操作性条件作用、模仿学习或其他行为治疗技术。

3. 主流行为疗法举例

行为主义心理学与现代脑科学的结合，为我们对人类心理异常的解释与矫正，开辟了新的途径。系统脱敏法、冲击疗法、厌恶疗法、模仿法等治疗方法都是行为主义思想指导下发展的心理疗法。

[①] 中国就业培训技术指导中心、中国心理卫生协会编：《心理咨询师：基础知识（修订本）》，民族出版社2015年版，第439—441页。

（1）系统脱敏法

这一方法于20世纪50年代由精神病学家沃尔帕所创。它是整个行为疗法中最早被系统应用的方法之一。最初，沃尔帕是在动物实验中应用此法的。他把一只猫置于笼子里，每当食物出现引起猫的进食反应时，即施以强烈电击。多次重复后，猫即产生强烈的恐惧反应，拒绝进食。最后发展到对笼子和实验室内的整个环境都产生恐惧反应，即形成了所谓"实验性恐怖症"。然后，沃尔帕用系统脱敏法对猫进行矫治，逐渐使猫消除恐惧反应，只要不再有电击，最终回到笼中就食也不再产生恐惧。

（2）厌恶疗法

是一种帮助人们（包括患者）将所要戒除的靶行为（或症状）同某种使人厌恶的或惩罚性的刺激结合起来，通过厌恶性条件作用，从而达到戒除或减少靶行为出现的目的。这一疗法也是行为治疗中最早和最广泛地被应用的方法之一。在临床上多用于戒除吸烟、吸毒、酗酒、各种性行为异常和某些适应不良性行为，也可以用于治疗某些强迫症。

（3）行为塑造法（shaping）

这是根据斯金纳的操作条件反射原理设计出来的，目的在于通过强化（即奖励）而造成某种期望出现的良好行为的一项行为治疗技术。一般采用逐步晋级的作业，并在完成作业时按情况给予奖励（即强化），以促使增加出现期望获得的良好行为的次数。有人认为最有效的强化因子（即奖励方法）之一是行为记录表，即要求患者把自己每小时所取得的进展正确记录下来，并画成图表。这样做本身就是对行为改善的一种强大推动力。

（4）代币制疗法

这是在斯金纳的操作条件反射理论，特别是条件强化原理的基础上形成并完善起来的一种行为疗法。它通过某种奖励系统，在病人作出预期的良好行为表现时，马上就能获得奖励，即可得到强化，从而使患者所表现的良好行为得以形成和巩固，同时使其不良行为得以消退。

（5）暴露疗法

这是一种主要用于治疗恐怖症的行为治疗技术。其治疗原则是让患者较长时间地想象恐怖的观念或置身于严重恐怖的环境，从而达到消退恐惧的目的。1967年，斯坦夫尔和列维斯首先报告一种使患者逐步暴露于恐怖情境来治疗恐怖症的行为疗法，这便是最早使用的暴露疗法，但当时称为爆破疗法。此法与系统脱敏疗法有某些共同之处，如都需要让患者接触恐怖的对象（事物或情境）。但它们之间又有不同之处：①在暴露疗法实施过程中，恐怖情境出现时无须采用松弛或其他对抗恐怖的措施；②暴露疗法需让患者暴露于恐怖情境的时间较长，如治疗严重的广场恐怖症并伴有严重焦虑的患者，每次治疗时间约需2小时或更长；③系统脱敏法一般仅能对较轻的恐怖症有效；而暴露疗法则常用于治疗严重的患者；④暴露疗法不仅可用于个别治疗，还可用于集体治疗，如对广场恐怖症可对5—6名患者同时进行治疗，即同时暴露于恐怖情境，疗效与个别应用时相同。

（6）松弛反应训练

这是一种通过自我调整训练，由身体放松进而导致整个身心放松，以对抗由于心理应激而引起交感神经兴奋的紧张反应，从而达到消除紧张和强身祛病目的的行为训练技术。一般的松弛反应训练方法，使用较多的是雅可布松所首创的渐进性松弛法。此法可使被试者学会交替收缩或放松自己的骨骼肌群，同时能体验到自身肌肉的紧张和松弛的程度以及有意识地去感受四肢和躯体的松紧、轻重和冷暖的程度，从而取得放松的效果。

（7）生物反馈治疗

是一种借助于电子仪器，让人们能够知道自己身体内部正在发生变化的行为矫治技术。通过生物反馈治疗有助于患者调整和控制自己的心率、血压、胃肠蠕动、肌紧张程度、汗腺活动和脑电波等几乎包括所有的身体机能的活动情况，从而改善机体内部各个器官系统的功能状态，矫正对应激的不适宜反应，达到防治疾病的目的。

（三）人本主义心理学的解释及非指导心理咨询

人本主义心理学提出"潜能"概念，赋予"潜能"具有趋向完善的性质和特点，认为心理的异常是由于"潜能"趋于完善的特征受到了阻碍，是"自我"无法实现的结果。马斯洛认为心理异常最基本的表现是"存在焦虑"，是"存在"与"责任"的冲突。①

在人本主义心理的基础上，罗杰斯发展了求助者中心疗法，其基本假设是，人性本善，人们是完全可以信赖的，人都具有自我实现和成长的能力，有很大的潜能理解自己并解决自己的问题，无须咨询师进行直接的干预，如果处在一种特别的咨询关系中，求助者能够通过自我引导而成长。

（四）药物治疗

西方心理学和精神病学认为，情感障碍往往涉及大脑神经生物学改变，主要是脑脊液中的神经递质紊乱导致的，需要药物治疗，严重的需要电休克治疗。对于抑郁症，认知行为疗法确实有效，但是，那是在药物控制症状后，没有自杀意念后进行的。心理、生理紧密关联，生理上如果有病有伤，一定会影响一个人的心理活动及心理成长，同理，心理上的病变一定会引起生理上的变化。心理活动的主要生理基础是神经系统，神经系统的基本构成单位是神经元，发生心理活动时，神经元内发生生物反应，神经元之间发生化学反应。当神经系统的生化物质出现失调，失去平衡，就会产生心理异常、情感病变。在严重心理问题以上的情感变态中，常规心理咨询很难治病救人，药物治疗能够在比较短的时间内有感觉，见到调理的效果。比如，西药枸橼酸坦度螺酮胶囊对于因各种神经所致的焦虑状态，或者因为原发性高血压、消化性溃疡等躯体疾病伴发的焦虑状态，有一定疗效；盐酸丁螺环酮片对于神经性抑郁有较好的调理作用；中药性质的清脑复神液能够清心安神、化痰醒脑、活

---

① 中国就业培训技术指导中心、中国心理卫生协会编：《心理咨询师：基础知识（修订本）》，民族出版社2015年版，第439—441页。

血通络。当然药物的依赖性和副作用也很明显。

根据能量运送的波形观点，镇痛剂这种药物的波形与疼痛的波形正好相反。[①]但是药物进入人体后，几种物质混合而产生的波形也将随之消失，各种物质恢复混合前的波形，破坏其他细胞，产生副作用。在治疗心境障碍的药物中，杂环类抗抑郁药或锂剂超量危及生命的可能性最大；酒精也往往会使情况复杂化。

[①] （日本）江本胜：《水知道答案》，猿渡静子译，南海出版社2013年版，第93页。

第八章　大学生情感障碍的放松训练
东方意念疗法举例

　　不良情绪的危害不言而喻。加拿大生理学家谢尔耶认为，愤怒状态的延续能够击溃一个人的生物化学保护机制。无益之怒伤害感情，破坏团结。而比愤怒更加持续和连绵不断的忧愁是一种沉重的精神压力，使人涣散斗志，精神沮丧，正如秦少游的诗：自在飞花轻似梦，无边丝雨细如愁。高尔基的描述是：忧愁像磨盘似的把生活中所有美好的、光明的一切和生活的幻想所赋予的一切，都碾磨成枯燥、单调而又刺鼻的尘烟。

　　情感障碍负面影响很大，常规疗法欠佳。其中，精神分析法见效慢，疗程长，即使是弗洛伊德、荣格这样的国际级大师，花很长时间治疗一个抑郁症重病患者，也难收到理想效果，弗洛伊德就曾记述一个经受治疗多年的求助者，在离开他回到原来的生活环境中以后，旧病复发，仍然没有逃脱自杀的悲剧；行为疗法，通过刺激－反应联结的加强，来改变不良行为习惯，虽然与认知疗法相比能够体现可操作的优势，但人们对其不顾有机内在过程的方法越来越不满意；认知－行为疗法、森田疗法虽然结合了两者的优点，效果稍微好些，但治愈率仍然不高；药物疗法，有时短期内见效快，但从长期来讲，对神经有麻醉作用，而且容易使患者产生药物依赖性，容易损坏神经生化物质，副作用大。

正因为如此，当现代科技与医学对情感障碍治疗方法不能令人满意时，有人反其道而行之，从古老文明寻找另类智慧。以佛教禅宗的"有意识的觉察，活在当下，不作判断"作为核心理念的正念疗法就是一个大胆的尝试。而且正念疗法已经在美国心理治疗界得到了较大范围的认可，在其他国家影响也很大。本书在正念疗法的基础上，更进一步，不只从佛教禅宗中吸取养分，而且还从道家、中医等东方传统文化中吸取养分，针对大学生情感障碍尝试开展意念疗法。高度发达的智能手机时代，我们却反其道从古老文明中寻找新的解决途径，表面看来，似乎不合常理，实际具有回归本初的合理性，在回归中求得新的发展。

一、调节情绪的放松训练举例

有关情绪调节的方法和措施有很多，但大多是"心灵鸡汤"，大同小异，效果也不明显。无非告诉人们要心胸宽广，会换位思考，要拿得起，放得下。这种抽象的说法不具体，操作起来不方便。有些放松训练方法，如果长期坚持练习，并不断体悟总结，对调节情感更有帮助。东方意念疗法放松训练是对精神活动的调节。人的精神活动是在"心神"的主导作用下，脏腑功能活动与外界环境相适应的综合反映，所以精神调摄必然涉及多方面的问题。调神之法概括起来有清静养神、立志养德、开朗乐观、调畅情志、心理平衡等方面。清静，是指精神情志保持淡泊宁静的状态。因神气清静而无杂念，可达真气内存、心神平安的目的。心神不用不动，固然属静，但动而不妄动，用之不过，专而不乱，同样属于"静"，思想清静主要是思想专一，排除杂念，不见异思迁，想入非非，而是思想安定，专心致志地从事各项工作和学习。放松训练是东方意念疗法初级阶段的基本方式。

放松训练已经广泛运用于许多体育训练中，尤其是比赛之前的热身运动和准备活动。下面介绍几例影响较大的放松训练。

（一）舒尔茨的自我暗示和放松训练

最早提出用言语进行放松训练的是舒尔茨，他1932年出版的《自我暗示和放松训练》一书中，列举了暗示的程序编程即由准确言语表达的几个句子，教会病人或运动员自己利用这些暗示调节情绪，后来在德国、日本、美国和苏联等国推广了这种方法，并作了改进。自我暗示的导语包括以下内容：

我非常安静。

我的右手（左手）或脚感到很沉重。

我的右手（左手）或脚感到很暖和。

心跳得平稳、有力。

呼吸非常轻松。

腹腔感到很暖和。

前额凉丝丝的很舒服。

（二）苏联的放松训练内容

苏联对运动员做放松训练的导语是：

我放松了，安静了。

我两臂完全放松了，暖和了。

我的腿完全放松了，暖和了。

我的躯干完全放松了，暖和了。

我的颈部完全放松了，暖和了。

我的脸完全放松了，暖和了。

（三）我国心理学界和体育界编制的放松训练指导语和暗示语

在借鉴国外放松训练的基础上，我国心理学界和体育界编制了多套放松训练导语和暗示语。虽然各有特点，但思路基本相同，导语也大同小异。大致内容是：

现在进行放松训练。

你尽量安静舒适地坐好。

轻轻地闭上双眼，
先吸几口气，
然后憋住几秒钟，
慢慢地呼出，
再慢而深地吸气。
让吸的气到一个手的手指。
收紧背和肩的肌肉，
感到它的紧张。
然后呼气，
尽量呼完全。
慢而深地吸气。
……

整个过程贯穿呼吸的调整变化，其中有憋气，即人工造成紧张，这在体育界对优秀运动员合适，但对于高血压和心脏病患者慎用或禁用，对于老年人也要慎用。

（四）放松训练的要领

有才能、成大事的人在工作、学习、待人、处事时有一个共同特点——心情平和，精神放松。这种身体状态有先天基础，但也是后天长期有意识地训练养成的。养成过程既有平时潜移默化，也可以通过专门的练习、感悟不断提高自己的情感智慧。练习中需要注意的要领有以下几个方面：

第一，注意解除精神上的忧虑、恐惧、自卑，解除身体上的僵硬、呆板、麻木。

第二，放松是一种愉快的状态，感到生动、轻松、自由、舒适、不紧张。

第三，放松不是放软和松懈，不要忧虑、心急，不要患得患失、三心二意，要拿得起，放得下。

第四，要注意克服现代人常有的神经质的肌肉紧张，培养观察自己的行为习惯，形成下意识地监视、调节自己的紧张情绪，不断适当放松的习惯。培养这种习惯需要长期不间断地练习。

二、源于道家思想的意念疗法：站桩

东方古老文明中的意念疗法有实效，但很少有人进行深入的理论研究。有人从东方古老文明中吸取智慧，采取站桩、打坐、禅坐、冥想等意念疗法，取得了远远优于常规疗法的效果。这些源于东方古老文明的另类行为疗法并非封建迷信和唯心主义，如果深究，自有其合理的科学意蕴。

站桩是一种养生的方法，是我们中华民族的智慧体现。站桩的时候，人体保持静止，并不像大家常说的健身运动。这正是因为"运"和"动"是相反的，四肢动则人体内脏不运，四肢不动则人体内脏运转。所以，站桩是通过调理体内精气神达到调理内脏的有效方法。

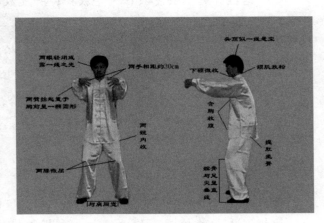

（一）站桩的基本姿势

找一个安静、避风、温度适宜的场所，面向南站立，双脚分开与肩膀同宽。如果不能确认，可以让别人帮你

图 8-1　站桩基本姿势

看看双脚之间的宽度是否与肩同宽。双膝微微弯曲，但膝盖弯曲程度不要超过脚尖，否则长期可能造成膝盖损伤。双手自然伸开抬起，放于胸前，距离胸一定距离，掌心向里，双手间隔一定距离。如果体质较弱的人觉得这个姿势有些费力，也可以上臂自然下垂，双手做抱球状，置于腹部前面。前后左右上下都似圆，浑圆一体。牙齿轻扣，舌尖轻轻点向硬腭，双目前视，也可眼睑下垂，眼光只留"一线天"不要闭眼。下巴微微向里收，头向上顶，面含微笑。重心放在脚后跟稍前，其实这样头

向上顶的感觉最强。全身放松，不需要有任何的意念，臀部肩膀不要用力，自然呼吸即可，最好能坚持30分钟以上，但刚开始不必强求（见图8-1）。

（二）站桩导语

为了更好地调节情绪，实现情感障碍的自愈，需要合适的意识引导。对于初学者，可以外部语言辅助引导。下面是一套完整的站桩导语。导语包括正式站桩前的准备动作、姿势（如上文"站桩基本姿势"），以及把身体分成头部、上肢、躯干外部、内脏、下肢等部分进行放松，具体内容如下：

站桩开始，头发放松——放松；头皮放松——放松；头顶放松——放松；前额放松——放松；眉毛放松——放松；眉毛之间的印堂穴放松——放松；两个眼珠放松——放松；鼻梁放松——放松；两个鼻孔放松——放松；上嘴唇放松——放松；下嘴唇放松——放松；牙齿放松——放松；舌尖放松——放松；舌根放松——放松；后脑勺放松——放松；两个耳朵放松——放松；面颊放松——放松；下巴放松——放松；整个头部放松——放松。

脖子放松——放松；两个肩膀放松——放松；上臂放松——放松；肘关节放松——放松；前臂放松——放松；手腕放松——放松；手背放松——放松；十个手指放松——放松；手掌心放松——放松；整个两条手背放松——放松。

胸部放松——放松；上腹部放松——放松；肚脐眼放松——放松；下腹部放松——放松；背部放松——放松；腰部放松——放松；臀部放松——放松。

内观五脏六腑（大约30秒），喉结放松——放松；气管放松——放松；肺部放松——放松；心脏放松——放松；膈放松——放松；肝脏放松——放松；胆囊放松——放松；胰腺放松——放松；脾脏放松——放松；胃放松——放松；十二指肠放松——放松；小肠放松——放松；大肠放松——放松；盲肠放松——放松；
阑尾放松——放松；肾脏放松——放松；膀胱放松——放松；整
个五脏六腑放松——放松。

髋关节放松——放松；大腿放松——放松；膝关节放松——
放松；小腿放松——放松；踝关节放松——放松；脚背放松——
放松；十个脚趾放松——放松；脚掌心放松——放松；整个两条
腿全部放松——放松。

从头至脚全部放松——放松；从头顶至脚底全部放松——放
松；从头顶至脚底的每一块肌肉放松——放松；从头顶至脚底的
每一根骨骼放松——放松；从头顶至脚底的每一个器官放松——
放松；从头顶至脚底的每一根毛发放松——放松；从头顶至脚
底的每一个毛孔放松——放松；从头顶至脚底的每一个细胞放
松——放松；从头至底全部放松——放松；还要放松——放松；
继续放松。

导语要语速缓和，每一遍大概10—15分钟，前后重复3—5遍，坚
持30分钟以上。站完之后的导语是：

一缕阳光从头至底照向人体，照得透彻、神清、气爽。双手
搓热（搓36下），双手搓面（36下），深呼吸，气运丹田（3次），
站桩完毕。

（三）注意事项

站桩以意念治疗为主，但也有一定的行为参与，对站桩姿势要求较
高，以便形成一个相对完整的气场。这种姿势对身体素质有较高的要
求，练习时，既要坚守理念，又要关注细节。

第一，一定要长期坚持，不能急于求成。情感障碍者，很难单独坚
持下来，要有亲友陪伴。导语最好事先做好录音，如果在站的过程中一

边念导语，一边站桩，要么因为分心出现念错、念漏、念重等误读情况而影响站桩效果，要么因为要用心背导语增加心理负担使人疲惫。

第二，要放松的部位可根据个人的习惯适当增加。但导语中一般不要涉及生殖系统，以免引起不必要的联想而分心。站桩中，把身体分成头部、上肢、躯干外部、内脏、下肢等部分进行放松，每放松完一组器官，进行简单回顾，停顿，便于平心静气。

第三，练习中出现一些附带生理反应纯属正常，不必紧张。练习过程中出现打嗝、打哈欠、流泪、流鼻涕、排气等反应，很正常，是站桩产生的效果，有利于毒素排出体外，不要紧张，不要停止，继续坚持。

第四，症状较为明显的变态情感者练习站桩要经过四个阶段。第一阶段，初步感觉，每天坚持练习40多分钟，坚持一个月后，会初步有感觉；第二阶段，明显反应阶段（排毒阶段），继续练习大约两个月后，会出现明显的排毒现象，比如打嗝、流泪、流鼻涕、排气等；第三阶段，恢复阶段，练习半年之后，生理反应渐渐趋于平缓，不良情绪反应明显减少；第四阶段，上下通气，坚持练习一年之后，已经形成良好的站桩习惯，站桩后，感到神清气爽，非常舒适。

第五，站桩是"内运外不动"。即人的意念跟着导语在各个器官之间运行，但躯体、四肢并不随着导语而动。站桩即要有站前的心理准备，摆好正确的姿势，把心收拢来。如果站的时间较久，身体有些前后晃动，可以脚趾抓地，保持平衡，站稳。如果出现身体轻微抖动属于正常，多次站桩后这些附带行为可减轻。

第六，人体是一个小小的气场，站桩时注意姿势呈环围之势：脚尖略微内收，呈内八字状，双臂环抱，手心向内，或两手心相向，肩胛骨略微内拐，下巴稍微内收，眼睑下垂，眼睛不要闭紧。

第七，站桩过程中最好摒除杂念，意随心走。但如果出现了分心的情况，也不要紧，尽快把注意力拉回来就是，不必纠结、自责，失去站好桩的信心。

第八，站桩者一定要熟悉人体结构，才能意念跟着导语在身体的各个器官之间游走。一般人对外部器官的名称和部位熟悉，但在内观五脏六腑时，对内部器官的位置、顺序不一定把握得准确。最好在站桩前对着人体内部结构图，熟悉各个器官的名称和位置。

三、源自禅宗观的正念疗法：打坐

站桩对调节不良情绪有良好的效果，如果体力好者，站马步效果则更好。但是站桩需要找一个没有人打扰的清静地方，而且站桩的持续时间比较长，至少要有30分钟以上才有效果，如果家庭条件好，且天天能够待在家里，自由支配时间比较充足，通过站桩调节情绪确实是一个好方法。但并不是每个人都有这样的条件，重度情绪失调者、情感障碍者可以请假在家休养，但请假时间不会允许太长。学生，尤其是高中生和大学生中，焦虑症、抑郁症者并非极少数，不良情绪者在学校大有人在，也是不争的事实，前文来自某高校新生的心理健康普查反馈表，资料来源真实，相对比例超过10%，在总数4200多新生中有600多人的检测结果超出正常标准，现状令人担忧。

在校大学生，不容易找到合适的站桩环境，容易被人打扰。打坐能够克服这些困难，可以在熄灯就寝后坐在自己的床上，安安静静地练习，不受别人干扰，也不会打扰别人，虽然效果略逊于站桩。

（一）打坐的基本方法

1. 打坐前的准备

打坐前，准备宽松的运动装一套和打坐专用垫子一个。垫子要求起码能离地面三厘米以上，这样能保证坐姿正确。垫子要柔软透气，垫书或者其他物体如果不透气，就白练了。接下来就是入座，可以采用单盘或双盘，最好采用双盘，因为这样可以快速令身心宁静。

2. 打坐的中正状态

第二步，也是最重要的一步，就是将自己的脊柱拉直，头顶像被往上吊起一样，使身体中间的腔体处于通畅状态，不偏不倚空直中正。

3. 心法

当身体处于中正状态，盘坐稳固后，接下来的关键步骤就是让自己处于无思绪状态，不思考，不紧张，不好奇，不期待，静默、止欲，一心不乱。把眼睛闭上，只要放松，单纯地放松，完全放松下来。不要有意识地呼气或吸气，让吸气和呼气自然而然地发生，这是静坐的关键，你的所有念头都停止了，我们称为无念的状态。

刚开始会有走神现象，不过不要怕，从头再来即可。刚开始学习打坐的人都会经历打瞌睡，要提醒自己，不要真睡，否则就会前功尽弃。

（二）打坐的相关调理

1. 要注意做好饮食调理

打坐之前要注意做好饮食调理。也就是说，饮食以清淡为主，不能过少，但亦不可吃得过饱。如果饮食过饱的话，会有胀气情况，导致经脉不通、心情不舒服等现象发生，不利于打坐；同样如此，如果饮食过少，也容易导致身体消瘦，思维不畅。

2. 要同时做好睡眠调理

正确练习打坐的话，一定要注意同时做好睡眠的调理，切记不能贪睡。所以练习打坐，要控制睡眠时间，从而保持神气清爽的状态，可使心常明净。

3. 注意穿衣宽松，循序渐进

打坐时要注意穿衣宽松，切不可穿得太紧而影响打坐。同时还要注意，打坐要循序渐进，不要有急功近利的心态。

4. 打坐要注意姿势端正

练习打坐时一定要做到身体平稳，姿势端正。脊椎自然竖直，臀部垫高，不可出现不平衡的现象。一般刚开始打坐练习时，以简式坐位开始练起。如以左脚置右

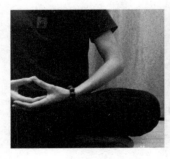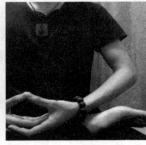

图 8-2　盘腿

脚上为例，尽量要让
左脚趾与右腿齐平。
当坐久出现脚酸发麻
时，可以交替更换左
右脚。

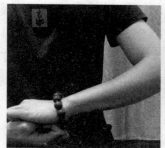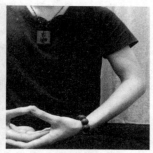

图8-3　手势

盘腿：刚刚练习
时，不习惯双盘腿，
可以用左脚单盘。先
除杂念，平心静气。练久了，自然找到感觉，双腿变得更加柔软，可以
双盘，这样效果更佳（见图8-2）。

手势：如图8-3所示，双手叠放，可上下相向叠放，也可一致向上
叠放，两个大拇指相抵，自然放在下腹前方。

5. 呼吸平稳

练习打坐时还要做好呼吸调理，做到平稳、细长、缓慢。调理呼吸
时两眼闭合，注意缓慢地一呼一吸，皆从鼻腔中完成。注意要不为外界
动静所打扰，也不为自身思维所困扰。打坐练习可以静心，所以调理心
态既是过程，也是目的。调理心态时要做到屏除杂念，全部注意力只关
注当下的一呼一吸，逐渐地也就会慢慢静心了。

四、疗效

意念疗法从东方古老文明中汲取智慧，采取站桩、打坐、冥想等行
为疗法，不同于常规行为疗法，不以条件反射为基本原理，不建立"尝
试-错误"或"刺激-反应"等模式，不进行简单的强化，不把情绪
情感从整个心理活动中进行简单的剥离，采用单一的刺激，建立条件反
射，而是强调整体观，注重练习者自身的修复功能，通过一定的行为动
作和姿势营造合适的场域，尝试辅助疗愈的目标。

因为是非主流心理疗法，所以很难收集和查阅到相关疗效的统计数
据，但笔者亲眼所见和亲身经历了多件成功的案例，在此略举几例：

其一，笔者在常德的一位朋友曾经是重度焦虑症患者，多处求医未果，后在指导下站桩、打坐，每次站桩40分钟以上，或者打坐1小时以上，每天坚持一两次，三个月之后，明显见成效。后来，他的亲外甥女因为失恋，精神受到刺激，出现了严重的情感障碍，也用同样的办法稳定了情绪。

其二，本人在亲子教育和心理咨询过程中，亲自尝试过，也曾建议和指导有情感障碍学生的家长运用该办法进行辅助治疗，都收到了较好的效果。有的学生当时到了要放弃学业的严重地步，经过几个月的意念疗法，情绪慢慢稳定，其中有的高中学生，顺利地通过了高考升入大学，有的大学生则顺利毕业，找到了比较满意的工作。学生毕业后，家长还发信息介绍治疗进展，报告好消息。

第九章　情感障碍东方意念疗法原理的辩证分析

东方意念疗法近似于正念疗法，所谓正念疗法，是指以正念为核心的各种心理疗法的统称。西方的心理学家和医学家将正念的概念和方法从佛教中提炼出来，剥离其宗教成分，发展出了多种以正念为基础的心理疗法。较为成熟的正念疗法包括正念减压疗法（Mindfulness-based Stress Reduction）、正念认知疗法（Mindfulness-based Cognitive Therapy）、辩证行为疗法（Dialectical Behavioral Therapy）和接纳与承诺疗法（Acceptance and Commitment Therapy）。正念疗法被广泛应用于治疗和缓解焦虑、抑郁、强迫、冲动等情绪心理问题，在人格障碍、成瘾、饮食障碍、人际沟通、冲动控制等方面的治疗中也有大量应用。本书分析的意念疗法内涵比正念疗法更加丰富，不仅有静坐、冥想，还有中医中的站桩，尚未大范围使用，前者强调个体不加评判地去觉察和接受自己当下的一切经验（例如感觉、情绪、念头等），基本处于无意识状态，后者强调"心随意走"。美国学者琳内·麦克塔格特《念力的秘密》（2017）、格雷格·布雷登《无量之网》（2015）等专著中对意念疗法（或"念力"）有所提及，但影响不大，在心理治疗界还未达成共识。这种理念与其他心理治疗理论有差别，我们可以质疑和探讨，但不应该简单否定和排斥，辩证地审视东方意念疗法，有利于我们针对情感障碍开展更为有效的治疗，同时不误入迷信的歧途。

一、重视意念疗法，但不随意拔高其功效

为了检视量子物理，一群前沿科学家开展了大量精心设计的实验，实验结果显示，意识是一种不受我们身体局限的物质，是一种条理分明的能量，它有能力改变物质。这些结论也被一批开展顺势疗法和灵能疗法的心理医生和精神科医生作为另类疗法的科学依据。但在应用过程中存在拔高与夸张的倾向，或者故意粉饰那些与预期存在明显差距的实验结果。作为一个人文社会科学研究者，笔者没有物质条件和研究能力去开展大量科学实验去验证有关念力的实验结论，只想针对已经掌握的文献资料进行梳理，并结合自己的亲身体验对意念疗法提出比较辩证的观点，为智能手机时代的心理教师或青年学生中的求助者本人治疗情感障碍时，在方法上提供指导性意见，也为对意念疗法感兴趣的研究者拓展思路提供参考意见。

（一）意识力量影响物理世界的可能性

无论是俄罗斯科学院量子生物学家弗拉迪米尔·普普宁和他的同事彼得·格瑞尔菲于1995年前后开展的"DNA幻影效应"系列实验，还是20世纪90年代为美国军方服务的科学家们在针对人类情绪是否影响脱离人体的样本细胞进行的系列实验，以及1991年到1995年，一个名为心脏数学研究所关于人类情绪改变了DNA形状的实验，都表明人类意识有能力影响到物质世界。再往前推到1909年，英国物理学家杰弗里·拉姆·泰勒进行的"双缝干涉"量子微粒实验，也证明了情绪对量子微粒活动的干扰。[①]

普林斯顿工程研究实验室的研究员尼尔森和雷丁合作，1997年他们在世界各地安装了多部随机事件发生器，让它们持续运作，再把结果与一些全球性大事发生的时间进行对比。为了便于这个"全球意识计划"的顺利实施，尼尔森还建设了一个中央计算机系统，让分处世界各地的

---

① （美国）格雷格·布雷登 (Gregg Braden)：《无量之网》，胡尧译，中国青年出版社2015年版，第46—53页。

50部随机事件发生器，通过网络把数据源源不断地输入中央系统。到2006年，被他们对比的头条新闻已达205件，包括黛安娜王妃之死、小肯尼迪之死、克林顿弹劾案等。通过数据的对比分析，尼尔森获得了一个初步模式：当人们为某个重大事件欢庆或哀伤时，随机事件发生器输出的数据带有某种规律性，数据变得比较不随机；人们的情绪，特别是恐惧情绪愈强烈，发生器的运作就愈有条理，这个趋势在"9·11"恐怖袭击期间表现得尤为明显，在当时人们感受到的集体惊恐与随机发生器出现的巨大条理性发生在令人难以置信的同一时刻。[①]看来，强烈的情绪，不管是正面的还是负面的，都会带来更大的秩序化，人的情绪能够对物质世界产生影响，群体心灵似乎可以影响随机微观物理过程。

20世纪60年代，马赫西大师引入西方的"超觉静坐"实验显示，通过调和个人的内在冲突可以调和全球性冲突，22个测试超觉静坐能否减少犯罪率的实验都得到了正面的结果。一项在美国24个城市进行的超觉静坐实验显示，只要一个城市有1%的人口固定修习超觉静坐，犯罪率就会降低24%。[②]如果样本基数大，参与超觉静坐的人修养高，达到总人口的1%的算术平方根的最低门槛，就能产生明显的作用。

有些事件虽然不能用经典物理理论和辩证唯物主义原理解释清楚，但不能因为现在自然科学无法解释，我们就否定它们的存在。理性审视"无量之网""念力的秘密"，明白了意念的力量，就可以让科学与宗教更加靠近；领略到所谓的生命，并不是一些化学物质和电子信号的集合。我们必须对许多原始文化中的传统智慧保持开放态度，因为它们对念力的性质有一种本能的理解。现代的念力科学已经证明，原始文化对于显灵、治疗和信仰是有根据的。[③]

（二）意识力量影响物理世界的有限性

有关意识作用于物理世界的实验结果发表后，引起了更多研究人员

---

① [美]琳内·麦克塔格特：《念力的秘密》，梁永安译，中国青年出版社2017年版，第183—185页。

② 同上，第186—187页。

③ 同上，第201页。

的兴趣，进行了更为广泛的实验。许多书籍都谈到念力作用有多么惊人，它们虽然包含许多直觉真理，却没有提供多少科学证据。据相关试验数据证据显示，如果一个人变得更"和谐"，念力的效果会更大，因此，信奉念力原理者认为，使用念力的时候，如果选择合适的时间、地点，以及保持良好的心态，效果更佳。他们也精心准备和认真实验，希望能够用心灵图像进行心智复演，探讨具有普适性的规律。

1994年，美国杜克大学医学中心的心脏病专家米奇·克鲁科夫和他的护理师苏珊娜·克拉特从印度考察回国后，深受印度疗法的鼓舞。克鲁科夫构思了一个另类疗法的实验，他从邻近的德拉姆退伍军人医疗中心招募了150个准备接受血管重建术和冠状动脉支架手术的心脏病人作为志愿者，除了想知道祷告的效力意外，克鲁科夫还想了解远距离治疗等另类疗法是否有效，他把病人分成了五组，其中四组除了接受标准医药治疗以外，还接受一种另类疗法：紧张放松法、疗愈性接触、心灵想象法和代祷。第五组病人为控制组，只接受标准医药治疗。克鲁科夫的护理师苏珊娜·克拉特向全世界发出呼吁，广泛征求志愿祷告团体，最后共征得基要派信徒、摩拉维亚派信徒、佛教徒等7个祷告团体。每个祷告团体都分配几个病人。他们只知道病人的年龄、姓名和病症。要求祷告时说出病人的姓名，祈求病人得到治疗和康复。

实验结果并不明朗，但还是产生了一些较好的后果，接受另类治疗的组别住院期间得到30%—50%的改善，与控制组相比要少一些并发症和血管硬化；但也有25%—30%的病人的情况变糟：死亡、心脏病发、心脏衰竭和动脉硬化等。在各种另类疗法中，代祷的效果最显著。

深受鼓舞的克鲁科夫决定扩大规模加以复制，进行重复实验验证假设。他从杜克大学医疗中心和其他9家美国医院招募了750个病人，又找来了12个祷告团体，开展了更为严密的另类疗法实验。但实验结果令人失望，还在实验期间，有三个月时间死亡的病人相当多。克鲁科夫被迫修改实验设计，又招募了12个祷告团体，用两个梯队代祷，加大祷告

"剂量"。但是效果仍然令人失望，代祷没有让任何病人的情况好一些。①

1997年，梅奥诊所展开了一项为期两年的祷告效力实验。研究者在实验后得出的结论是，祷告对死亡率、疾病再发率、需要再接受治疗或再住院的概率，都毫无影响。

稍后，本森招募1800名准备接受冠状动脉手术的病人进行另类疗法，开展祷告效力实验。研究结果震惊世界，却让研究者感到困惑。实验结果与预期恰恰相反，有人代祷并被告知的实验组表现最差，有59%的病人出现非手术引起的并发症，而未被祷告的组别只有52%的病人有类似反应。

虽然这些实验失败后，研究者从外围作了大量的分析和解释，认为影响祷告效力的原因主要来自外部，比如代祷者对病人不熟悉，不同祷告团体祷告的频率有差别，病人的额外担忧，以及外部世界突如其来的重大事件冲击，比如"9·11"恐怖袭击等，因为有这些不确定因素的存在，影响了意念的效力。也许这些理由不是掩饰实验失败的托词，是真正的理由，但至少缺乏科学根据，念力的神奇很难重复验证。日本医学博士江本胜在《水知道答案3》中，记述了祈祷的神奇力量，但结论令人怀疑，书中讲述：1997年8月，江本胜亲眼看见滋贺县大津市的一个主持加藤宝喜在群马县藤原大坝的祈祷居然能使混浊湖水变得清澈；超越时空的祈祷能改变水的结晶形状。② 这都是他一家之言，是否能够被别人通过实验重复验证，不得而知。估计如果别的研究者严格控制实验条件去验证江本胜所述灵异事例，很可能会出现类似于前述美国研究者克鲁科夫、本森等人的失望后果。

出于对有关意念力量神奇报道的兴趣，笔者曾经以自己为被试多次实验进行检验，比如在连续一段时期的每天某个固定时间思念或祝福某位异地的亲人或亲密朋友。按照有些文献上介绍的情况，人的情绪能够产生能量，对自己，对他人，对周围物质世界，对远方的任何人和物，

---

① [美国]琳内·麦克塔格特:《念力的秘密》，梁永安译，中国青年出版社2017年版，第86—91页。

② [日本]江本胜:《水知道答案3: 水能传递爱的力量》，陈晶译，南海出版公司2013年版，第122—127页。

只要意念专注，都能产生影响，有时影响还非常明显，那么，每天在固定的时间对指定的亲人或亲密朋友深情的思念或专注地祈祷和祝福，应该能够产生作用，即使不是很明显，至少能够隐隐约约地感觉到。但是，过了一段时间后问他们是否有感觉，回答基本上一致：没有任何感觉，不知道有这么回事。我不简单否定意念的力量，至少从自己的亲身经历可以得出初步的结论，意念的力量没有那般神奇，至少没有普适性，很难重复验证，或者根本无法重复验证。不能重复验证的结论，即使确有其事，也只不过是偶然事件，无规律可循，不能作为科学依据。

因此，还是谨慎对待灵异现象，低调评估意念的效力为妙，不要不经意间掉入唯心主义或者封建迷信的泥潭，古老文明中存在现代人敬仰的智慧和哲理，但也夹杂着不少的愚昧和迷信。当然，并不能因为我们不能验证这些灵异现象就简单否定奇迹，因为奇迹并不违反自然规律，它们只违反我们所知道的自然。

二、从东方古老智慧和新兴自然科学中探秘意念疗法的合理内核

东方古老智慧看似与西方科学技术差距很大，有时甚至格格不入，但量子物理的许多实验结论却与东方古老智慧基本相通，东方智慧的天人合一与量子物理的无量之网异曲同工。只不过无量之网不在普通民众的认知范围之内，而"天人合一"是国人比较熟悉的词汇，虽然对其内涵不一定理解透彻。从"天人合一"的角度来解释意念疗法的原理更能让别人接受，更有利于智能手机时代青年学生情感障碍的治疗。

（一）"人道"并入"天道"

东方传统智慧强调成事要有天时、地利、人和，认为人定胜天，天人合一。不过，需要厘清的是，"人定胜天"并非人大于天，并非意志决定物质，而是如果人按照自然规律办事，就能战胜自然。所以，要使人得到健康的成长，必须顺应"天道"。对"天道"有着一份类似宗教

的虔诚和敬畏。宗教是一种特殊的心态，这种心态的形成符合于 religion 一词的原始用法，意味着对某些充满活力的要素进行细致入微的体察。这些要素被想象为各种"力"（powers）——灵气、魔鬼、神祇、法则、观念、理想等。无论人以什么名称去称呼这些要素，它们在人眼中始终是一些强大、危险、不可抗拒的东西，或者始终是一些伟大、美丽，令人虔心崇拜和爱戴的东西。在日常的口头语言中，人们往往说那些热情专注于某一追求的人对自己的事业几乎是一种"宗教式的献身"。通常，科学家并没有任何教义，但他们却具有"虔敬的气质"。[①]"无量之网"观，也认为人只是"无量之网"上的一个小结，只有把人这个小结汇入"无量之网"这个大网，人才能获得生命的意义。

量子领域里的实验清晰地向我们展示了意识对存在的所有基本粒子都具有直接的影响力，我们或许活在一个由意识组成的世界之中，一个参与式的宇宙发展过程里。这个宇宙的构建材料正是由参与其中的观察者构成的，每一种自然现象都是经过观察（或记忆）而成为自然现象的[②]。在意识的作用下，宇宙中的光子在生命体存在的情况下进行了重新排列。就是说，自然现象的存在都打上了人的意识的烙印。这个宇宙既是组成一切事物的材料，又是承载这些创造物的容器。它是一个"一生万物，有生于无的无量之网"，是众力之源，它是宇宙的容器，同时又是描画物质世界的蓝图[③]。个体的发展一定要顺应这个"无量之网"的内在规律，才能从中获取能量。

所以，不管是"天人合一"，还是"无量之网"，都只有把"人道"并入"天道"，即人的发展要求必须顺应自然发展规律，才会获得圆融与和谐。在情感障碍的东方意念疗法中，重视意念的能量，但一定要顺应人的生理、心理规律，而且不夸大意识的作用，在修炼的过程中，一定在符合自然规律的前提下开展。

---

① [瑞士]卡尔·古斯塔夫·荣格：《精神分析与灵魂治疗》，冯川译，北京联合出版公司2014年版，第12页。
② [美国]琳内·麦克塔格特：《念力的秘密》，梁永安译，中国青年出版社2017年版，第42页。
③ 同上，第44页。

（二）人天自有千千结

把"人道"并入"天道"，并非一蹴而就，自然天成，必须找到合适的"键结"。虽然键结就存在那里，但往往并非明白显露于外，而是隐藏在某个不为人知的深处，比如在某个生活琐事之中，或者在我们的潜意识、无意识之中。人天自有千千结，只要有足够的智慧就不难找到这些键结，如果我们有智慧去解读这些信息，我们就会发现那些导致我们受苦的信念；生活是一面镜子，它会将思考者的想法映照于镜中；动物是触发我们内在的微妙情绪的绝佳写照。当然，这需要较强的领悟力和洞察力，如果不根据某种程度的领悟或洞察，你就不可能把任何无意识的东西整合到意识中去。为了使无意识心理内容能够被意识理解和吸收，弗洛伊德提出了著名的性欲理论，这种理论把分析中敞露出来的无意识心理内容，设想为基本上是一些不能见容于自觉意识的性欲倾向（或别的不道德的欲望）。弗洛伊德这一观点在19世纪后期特别流行。凭借这样的观点，不必花太大的力气就可以建立起对人类动物天性的影响深远的观点，因为道德的冲突与公众意见的冲突或与刑事法典的冲突都可以轻易避免。与此同时，弗洛伊德提到了"升华作用"，他把它理解为里比多在非性欲化形式中的运用。[①]但应该指出，并非一切来自无意识的东西都可以得到"升华"。

隐形键结不容易发现，经过严格的训练，能够提高发现隐形键结的能力。内观法是一种看见隐形键结的有效训练方式。内观法被视为提升自我敏感度的古老方法，教人学会用全部的注意力来倾听，看见什么是真实的，从每日的经历中除去影响觉知的看法、判断及观念。早在公元前500年，一种看见隐形键结的训练方式——内观法已被验证，这种方法要求受训者时时刻刻觉知内在与外在所发生的事情，不要让情绪或杂念干扰了自己的思维。专注当前，无论事情有多么单调平凡，都不为杂

---

① ［瑞士］卡尔·古斯塔夫·荣格：《精神分析与灵魂治疗》，冯川译，北京联合出版公司2014年，第2页。

念扰乱心情，而专注在一件事上。①

当你在练习内观法时，会发现你的思维和感觉会逐渐摆脱既有想法的奴役。科学研究也证明了这一点：在内观状态下，大脑会以不同频率运作。从被试者取得的脑电图记录显示，进行正念冥想时，大脑会产生不同的电波频率，增加大脑的传输频宽。经过三个月的静修训练，实验组比对照组的观察更加敏锐，观察广度也更宽，另外内观训练会让人不带个人好恶判断地全面接受所有感觉和事物，全心全意地观察整个生命，而不只是看到想要看的。内观练习还能打开练习者的直觉本能，超越语言及感觉的沟通方式。对人际关系的情绪涌动会更为敏感，并增加自己的同理心。在东方意念疗法中，瑜伽最初是一种自然的内视，其情形则因人而异、各有不同。这种类型的内视把人引向奇妙的内心体验并最终导致体验者人格的改变。

另一种寻找键结的方式是空中视界，它能让人跳出自己的观点与偏见，以多重观点看待事物，并停止偏袒自己。不断地寻求联结及统合，是我们自己最根本的需求。我们的理性心智过滤了我们所接收的所有信息，关闭了我们看见键结的能力，我们需要虚心接纳新经验才能从中看到键结。

三、着重探究意念疗法中生理与心理的密切关系

在强调意识的主观能动性时不能夸大，应实事求是，美国琳内·麦克塔格特的《念力的秘密》在大量实验的基础上介绍念力的神奇时，也列举了大量有关念力实验的失败。过分强调念力的能动作用、神奇力量容易滑入唯心主义的泥潭，不能公正客观地对待情绪的力量，不能有效地运用东方意念疗法。虽然大量的研究与治疗案例表明意识能产生能量，人能够从宇宙，从"无量之网"获取力量，但这些观点并无定论，在情感障碍的东方意念疗法中，如果舍近求远，不针对患者的具体情况，调动患

---

① [美]琳内·麦克塔格特：《念力的秘密Ⅱ》，王原贤、何秉修译，中国青年出版社2017年版，第173页。

者（程度不严重的称为求助者）自身的积极情绪和体内能量，实现以情胜情，而是企及祈祷祝福获得"无量之网"的能量，达到治病救人，则很可能适得其反。要想让东方意念疗法取得理想的疗效，还是要把重点收回到情感障碍者本人的身上，通过站桩、打坐、冥想、静坐、瑜伽等方式，调整病态者的心境，调节体内的能量，促成体内精气神的良性循环，平衡神经系统的生化物质，最终实现痊愈，进入新的精神境界。

（一）实施意念疗法时不可夸大灵能治疗

不管是古老智慧，还是量子物理，都对灵异现象作了一些合理化解释。正因为如此，很多人或者是出于宗教信仰的需要，或者是迷信思想作怪，或者纯粹是出于哗众取宠，博取眼球，以量子物理作掩护，打着科学的幌子，强化意识的作用，强调慈悲心理对物质世界的巨大影响。把一个本来有较强科学依据的事情引到了唯心主义或宗教迷信的歧途上了。如果以这样的动机和心态来指导古老智慧下的东方意念疗法，只会误入歧途，或者走火入魔，不仅不能取得良好的疗效，反而加重病情，酿成悲剧，也会给古老智慧下的东方意念疗法带来极其消极的影响，污损其名声。因此有科学家对另类医学提出批评，认为另类医学无法通过科学的严格检验，科学家去研究它们，犹如苇莺父母照顾杜鹃雏鸟，只是浪费宝贵的时间和资源。

古老文明有些直觉思维、心灵感应确实是不朽的智慧，但也有因为认识局限而出现的混沌思维和错误认知。夸大其词，牵强附会，不是推广古老智慧下东方意念疗法的正确思路，用挑剔的眼光对待灵异现象、灵能治疗，有利于更加科学合理地运用东方意念疗法。即使出现了一些不药而愈、"自动痊愈"的案例，也不能简单归功于人的意念，很可能是营养、锻炼、细胞的自我修复功能的综合作用。运用东方意念疗法，也应该调动综合因素服务于治疗，而不是单纯依靠意念的作用。

（二）重点关注可以感知的精气神

据思维科学研究所统计，每八个皮肤癌病人就有一个是不药而愈的，每五个生殖器官癌症患者，有一个不药而愈。几乎所有疾病都有不药而愈的例子。[①] 医学界称这种现象为"自然痊愈"，仿佛是疾病自己突然要撤退似的。有些人认为这是意念的表现，证明意念足以让身体自己矫正。我们不排除很多"自动痊愈"个案里的病人都曾经发生过重大心理转折，意识在痊愈过程中发挥了积极的作用，许多每天一闪而过的心思意念看似不重要，但长期积累，加在一起，则会成为我们的生命念力。但也不能高估意念的作用，第一，疾病还是要经过治疗才能好转的比例远远高于"自动痊愈"；第二，人体具有自身修复功能，这种修复需要个体精气神的综合作用。古人云：天有三宝"日月星"，地有三宝"水火风"，人有三宝"精气神"。养生主要养的就是人的"精气神"。古老智慧下的东方意念疗法，就是通过一些传统的方式调养人的精气神，这对情感障碍更有疗效，因为它并无器质性损伤，不用修复器质，通过精气神的调节，就能使病态恢复正常。

1. 精：生命活动的基础

精是生命活动的基础，有先天之精和后天之精之分。先天之精是秉承于父母的造化生殖之精，在整个生命活动中作为生命之根而起作用。所谓"人始生，先成精"（《黄帝内经》之《灵枢·经脉》），父母生殖之精结合，形成胚胎之时，便转化为胚胎自身之精，这是禀受于父母以构成脏腑组织的原始生命物质。胚胎形成之后，在母亲子宫中直至胚胎发育成熟，全赖气血育养。胞中气血为母体摄取的水谷之精而化生。先天之精，实际上包括原始生命物质，以及从母体所获得的各种营养物质，主要秘藏于肾脏。人出生后，机体由脾胃的运化作用从饮食物中摄取营养物质，成为"后天之精"。后天之精经脾气的转输作用以"灌四傍"，则为脏腑之精。各脏腑之精化为脏腑之气，以推动和调控该脏腑的生理功能。各脏腑之精支持其生理功能后的剩余部分，则输送到肾脏之中，充养先天之精，如《素问·上古天真论》说："肾者主水，受五脏六腑之精而藏之。"因此肾精的构成，是以先天之精为基础，加之部分后天之

---

① [美国] 琳内·麦克塔格特：《念力的秘密》，梁永安译，中国青年出版社2017年版，第146页。

精的充养而化成。先天之精是肾精的主体成分，后天之精仅仅起充养作用，因而肾精所化的肾气，也主要属于先天之气，即元气。

后天之精只有赖于肾气及肾阴肾阳对脾气及脾阴脾阳的推动和资助，才能不断地化生，以输布全身、营养脏腑及其形体官窍；先天之精也须依赖脾胃所化后天之精的不断培育和充养，才能日渐充盛，以充分发挥其生理效应。此外，当机体发展到一定阶段，生殖机能成熟时，肾精又可化为生殖之精以施泄。如果肾气虚衰，闭藏精的功能减退，可导致精的无故流失，出现遗精、早泄等失精的病理变化，称为肾失封藏。但若肾气的激发作用减退，或肝气的疏泄功能失常，可致生殖之精不得化生和施泄的精瘀病变。

精是构成人体和维持人体生命活动的精微物质，其生理功能包括：繁衍生殖、生长发育、生髓化血、濡润脏腑。先天之精来源于父母的生殖之精，是生命之本；生殖之精源于肾精，主生殖以繁衍后代；水谷之精是水谷精微化生，维持生命活动，又称"后天之精"；脏腑之精，分藏于五脏六腑，维持脏腑功能活动。养肾在于日常小动作：热水泡脚、撞背、摩肾俞、深呼吸三元式站桩。[①] 通过东方意念疗法能够养精蓄锐，加强生命活动能力，为疗愈病态打下物质基础。

2. 气：生命活动的原动力

气是生命活动的原动力，也有先天后天之分，先天之气又叫元气，后天之气包括水谷之气和呼吸之气。先天之精气是先身而生，是生命的基本物质，禀受于父母。先天之气称为元气，又称为原气或真气，是人体生命活动的原始物质和原动力，来源于先天父母，是由父母之精气相合而成，主要存在于人体的肾脏与命门，并通过三焦而运布于全身。人出生后，元气不断得到后天之气的充养，使之不断地充盛。

后天之气包括水谷之气和呼吸之气。水谷之气是饮食经过人体的消化吸收后而形成的具有营养人体的精微物质。呼吸之气是指经过肺脏呼吸作用而吸入人体的自然界之清气，经人体利用之后，由肺脏将

---

① 韦桂宁、胡炳义：《图解〈黄帝内经〉养生经》，军事医学出版社2015年版，第25—27页。

浊气排出体外。呼吸之气也是维持生命活动、营养人体所必需的精微物质。水谷之气与呼吸之气结合，聚集于人体胸中而形成宗气。宗气聚于两乳之间的"膻中"（又称之为"气海"）。宗气走息道而行呼吸，凡语言、声音与呼吸皆与宗气有关，同时还有维持气血运行、维持心脏运行血液，保持心脏搏动的力量与节律，维持肢体正常体温与活动能力等作用。

元气、宗气、营气、卫气、脏腑之气、经络之气，是人体生命活动过程中不可缺少的六类气，统属于"正气"范围。它们之间可以互相转化行于脉中为营气，运于脉外为卫气，脉外之卫气行于脉中又称为营气，营气营养于脏腑，则成为脏腑之气的一部分。气的功能包括：推动作用、温煦作用、防御作用、固摄作用、营养作用、气化作用。

气与精、血、津液是维持人体生命活动的基本物质，它们之间关系密切。气与精可以互相转化，精能化气，气能生精。气与血之间，气可以推动血液运行，统摄血液而使之不溢于脉外，并可化生血液；血则载气而行，布达全身，并可生气。气与津液之间，气可推动津液运行与布散，还可以化生津液；而津液大量流失，又可使气随液失脱，损耗人身之气。人身之气充盛，是保持精、血、津液充盛并发挥其功能的重要条件。在治疗精、血、津液病症时，往往注重调补人身之气，如益气生精、益气养血、益气摄血、益气活血、益气行水、益气生津等常用治疗方法。

在东方意念疗法中，就是通过合适的姿势，为体内气、精、血、津液之间的转化和流通创造合适的条件，促进体内能量的合理运转。

3. 神：生命的灵魂

广义的神指人体生命活动的体现；狭义的神通常指心所主的神志，即人的精神、意识和思维活动。《黄帝内经》"故生之来谓之精，两精相搏谓之神""神者，水谷之精气也""神者，正气也""血气者，人之神""阴阳不测谓之神"。这些神的含义，都围绕着人体生命活动这个中心。或是从神的先天后天物质基础，或是从功能活动、外在表现、变化特点等不同角度对神进行归纳，神来自先天，然而又需不断得到后天饮食的滋养与补充。神不能脱离人的形体而单独存在。

遗传而来的先天之精是产生神的根源，同时，神还要不断得到后天水谷精微的滋养，即通过饮食来化生气、血、精、津液给予补充，从而维持生命活动。这就是说，后天水谷精微不断地充养先天之精，使人体的气、血、精、津液充沛，脏腑功能良好，方能使神处于正常状态。

不难看出，东方智慧中的养生与西方科技中的医疗存在明显的区别，西医通过种种精密的仪器对人体各类器质进行精准检测，准确查找器质病变或损伤后再进行精准医治，以精、准、实为特性；而东方养生的精气神具有某些模糊、混沌、飘忽、圆融、变通的性质，有些东西看起来比较虚，比如精气神都很难具体测定。但东方智慧中的虚实结合，更加高明，因为自然之中，或者说"无量之网"中，有些东西本来就看不见，摸不着，但它就确确实实地存在，就在实实在在地发挥作用，在某些方面实际上超越了经典物理的基本理论，超前表述和验证了量子物理的一些最新观点。而古老智慧下的东方心理疗法恰恰发挥了这种圆融、兼通的优势，在有形与无形中促进了精气神的良性发展，在治愈情感障碍的过程中，达到了西方医学难以企及的理想境界。

（三）营造意念生效的内外环境

意念、情志，在我们的生活中发挥重要的作用，尤其是在治病和养生中。这需要我们回归本体，回归我们的精神家园。欧洲人要回归的家园不是卢梭意义上的"自然"，而是自己的本性，找到自然本性的人。但令人遗憾的是，他们却迷恋于体系和方法，指望凭借这些体系和方法来压抑与自己功利目标大相径庭的自然人。东方古老智慧却在几千年之前就高度关注自然本性的人。《中庸》中的"天命之谓性，率性之谓道，修道之谓教"，把天命、率性、修道、教养一脉相承，融为一体，天人合一。郭店楚简中的《性自命出》一篇明确提出"情生于性"的命题，文中说道："性自命出，命自天降。道始于情，情生于性。"突出了情感的重要性，并说明了"天""命""性""情""道"之间一以贯之的关系。[①]那么，在实施古老智慧下的东方意念疗法时，为了更好地发挥意念的作用，把意识、情志的能量运送到需要的部位，就应该按照"天""命""性""情""道"之间的发展规律，营造更好的内外环境。

1. 选择自己的念力空间

科学研究显示，规范念力空间能扩大念力的效力。使用念力时尽量避开喧嚣吵闹的地方，最好挑选一个宁静舒适的环境，选择柔和的照明。如果使用蜡烛，或点上一根香，则更有利于营造氛围，增强念力的效力。越接近原生态的地方，比如树林、清泉之地，负离子浓度越高，越有助于增强念力的效力。如果身居繁华闹市，难以呼吸到新鲜空气，负离子浓度低，则应该装一部负离子空气清净机，延长离子半衰期，维持负离子的有效辐射。或者在念力空间摆些盆栽，放些水源，也能增加空气中的负离子浓度。

2. 热身

要想进入高度专注的状态，必须先把脑波放缓到冥想的水平，即放缓到 α 波的水平，8—13赫兹。采取舒服的坐姿。有人喜欢坐在硬靠背椅上，双手放在膝盖上；也可以盘腿坐在地上，缓慢而有节奏地呼吸。

3. 进入高度专注的状态

热身还包括发展出一瞬间接一瞬间的高度专注能力。专注于一的禅定冥想要求监视专心的焦点，把焦点瞄准在当下。专注于一还能加强禅定冥想者的感官清晰度，让人不会对日常生活麻木不仁。驾驭心灵的好方法就是"住到你的身体里面"，感受各种身体的状态。

另外，在日常生活中培养禅定的心，与他人汇报，培养慈悲，心智复演、可视化想象、放到一边，时间拿捏（最佳放送念力的时间是"地方恒星时"的中午13时），也有利于营造促使意念发生功效的环境。

情感与认知有关联，但也有明显区别。疗愈情感障碍时，有时并非提高认识，弄明白一个道理。认识论要求区分主体与客体即认识者与被认识对象的界限，"我"是一个认识主体，"我"之外的世界是被认识的

---

① 蒙培元：《情感与理性》，中国社会科学出版社2002年版，第93页。

对象。情感则复杂得多，情感也有对象，无论是人还是物，都可以成为情感对象，但不是认识与被认识的关系，而是如何相处与交流的问题，亦即"感应"的关系。[①]情感交流是人类生活中的重要内容，它不以认知上的满足为主要目的，不看重获得知识，发现规律，而是求得情感上的满足，获得心灵的愉悦。这也是在情感障碍的治愈过程中，精神分析法不及东方意念疗法的一个原因。

---

①　蒙培元：《情感与理性》，中国社会科学出版社2002年版，第277页。

附　录

附录一

大学生情感心理调查问卷

同学们好，为了更好地了解大学生的情感心理，为年轻人处理情感问题提供参考，也为加强情感心理课程的教学针对性，特制定本调查问卷。问卷匿名，不会泄露个人隐私。请支持和配合调查。谢谢！https://www.wenjuan.com/s/bayy2ex/

一、基本信息

学校名称：

1.性别

A. 男　　B.女

2.年级

A.大一　B.大二　C.大三　D.大四　E.其他

3.专业

A.文科类　B.理科类　C.工科类　D.艺术体育类

4.生源地

A.省会或沿海大城市　B.中小城市　C.县城　D.镇以下的乡村

二、情感态度（以下描述依据自己的认同程度打分，答案无对错之分）

由低到高

1.与一见钟情相比我更相信日久生情，平平淡淡才是真。

　　　　　　　　　　　　　　　　　　　　1　2　3　4　5

2. 我更在乎曾经拥有一场轰轰烈烈刻骨铭心的爱，即使并不天长地久。

　　　　　　　　　　　　　　　　　　　　1　2　3　4　5

3. 身体出轨与精神出轨之间，我更不原谅精神出轨。

　　　　　　　　　　　　　　　　　　　　1　2　3　4　5

4. 恋爱中，我主动哄对方，逗对方开心。

　　　　　　　　　　　　　　　　　　　　1　2　3　4　5

5. 选择我爱的人，即使对方没表示喜欢我，我也义无反顾地追求或
等待。　　　　　　　　　　　　　　　　　1　2　3　4　5

6. 我认为男追女隔座山，女追男隔层纱。　　1　2　3　4　5

7. 在选择对象时，我首先看颜值，然后才是才华、人品和家境等因素。

　　　　　　　　　　　　　　　　　　　　1　2　3　4　5

8. 如果对方太依赖我，我会和他（她）保持一些距离。

　　　　　　　　　　　　　　　　　　　　1　2　3　4　5

9. 在恋爱中，我想享受被宠的感觉，不愿意受委屈。

　　　　　　　　　　　　　　　　　　　　1　2　3　4　5

10. 两情相悦是最理想的，但是如果我爱的人不爱我，还是选择爱
我的人。　　　　　　　　　　　　　　　　1　2　3　4　5

11. 我认为爱情的最佳类型是经由长久友情发展起来的。

　　　　　　　　　　　　　　　　　　　　1　2　3　4　5

12. 我相信最好的爱情是"门当户对"。　　　　1　2　3　4　5

13. 我不在意对方过去的情感经历。　　　　　1　2　3　4　5

14. 我理想之中的爱情应当如同偶像剧里的一般浪漫而热。

　　　　　　　　　　　　　　　　　　　　1　2　3　4　5

15. 假如对方有一阵子忽视我，我会做出一些"傻事"来吸引其注意。

　　　　　　　　　　　　　　　　　　　　1　2　3　4　5

16. 我认为男方应当在家庭的幸福、婚姻的美满中担负更多的责任。

　　　　　　　　　　　　　　　　　　　　1　2　3　4　5

17. 恋爱中希望另一半总在身边，离开了就没有安全感。

　　　　　　　　　　　　　　　　　　　　1　2　3　4　5
　　　　　　　　　　　　　　　　　　　　　　　　　　·

18. 比颜值、家境等，我希望另一半更欣赏我的才干。

                                                     1 2 3 4 5

19. 希望另一半总能够察觉我的需要并尽力满足我。 1 2 3 4 5

20. 选择对象时，我会尊重父母及其他家人的意见。 1 2 3 4 5

附录二

情商量表附表

测定情商的量表比较多，丹尼尔·戈尔曼（1995）制定的情商量表（下表）有较好的效度和信度。

对下列问题请回答："是"或"否"

1. 对自己的性格类型有比较清晰的了解；

2. 知道自己在什么样的情况下容易发生情绪波动；

3. 懂得在他人的言谈与表情中发现自己的情绪变化；

4. 有扪心自问的反思习惯；

5. 遇事三思而后行，不赞同"跟着感觉走"；

6. 遇到不顺心的事能够抑制自己的烦恼；

7. 遇到意想不到的突发事件，能够冷静应对；

8. 受到挫折或委屈，能够保持能屈能伸的乐观心态；

9. 出现感情冲动或发怒时，能够较快地"自我灭火"；

10. 听到批评意见包括与实践情况不符的意见时，没有耿耿于怀的不乐；

11. 在人生道路上的拼搏中，相信自己能够成功；

12. 决定了要做的事不轻言放弃；

13. 工作或学习上遇到困难，能够自我鼓劲克服困难；

14. 相信失败乃成功之母；

15. 办事出了差错自己总结经验教训，不怨天尤人；

16. 对同学、同事的脾气性格有一定的了解；

17. 经常留意自己周围人们的情绪变化；

18. 与人交往知道要了解和尊重他人的情感;

19. 能够说出亲人和朋友各自的一些优点和长处;

20. 不认为参加社交活动是浪费时间;

21. 没有不愿同他人合作的心态;

22. 见到他人的进步和成就没有不高兴的心情;

23. 与人共事懂得不能"挣功于己,诿过于人";

24. 朋友相处能够"严于律己,宽以待人";

25. 知道失信和欺骗是友谊的大敌。

注:上述25个题,测量的是情商所包含的五个方面的内容:(1)认知自身的情绪;(2)控制自身的情绪;(3)自我激励;(4)了解他人的情绪;(5)人际关系的管理。

如果你在第1—4题中答"是"的达3个以上,则表明你对自身的情绪有较高的认知;如果在第5—10题中答"是"达到4个以上,则表明你对自身的情绪有较高的控制力;如果在第11—15题中答"是"达4个以上,则表明你善于自我激励;如果你在第16—18题中答"是"达3个,则表明你能够了解他人的情绪;如果你在第19—25题中答"是"达5个以上,则表明你长于人际关系管理。

总体衡量,25个题中答"是"达到20个以上者属于高情商,在14–19个情商属于中等,13个以下者情商则偏低。

附录三

大学生作息习惯及处事风格调查问卷

同学好!下面是对日常生活作息和处事风格的一些描述,请在最符合自身情况的选项上打"√"。本调查采用匿名制,个人基本情况不对外公开,请放心作答。

一、个人信息

学校名称:

1. 学科分类

A. 文 B. 理 C. 工 D. 艺体

2. 年级

A. 大一 B. 大二 C. 大三 D. 大四 E. 已经毕业

3. 性别

A. 男   B. 女

4. 生源地

A. 省会或沿海大城市 B. 地级城市 C. 县级城市及县城   D. 镇以下的乡村

二、作息习惯及处事风格

每题分别有5个选项：1—完全不认同，2—比较不认同，3—拿不准，4—比较认同，5—完全认同；请仔细阅读每一句话，然后在最符合你实际情况的选项的数字下方打"√"。

5. 节假日、双休日我经常零点之后，甚至快到第二天天亮才睡觉	1	2	3	4	5
6. 星期一到星期五，我零点，甚至凌晨两三点才睡觉	1	2	3	4	5
7. 早上该起床的时候，内心艰难斗争，但往往是一拖再拖不起床	1	2	3	4	5
8. 要完成的作业总是拖到截止日期才草草完成，在手机上查查信息，应付了事	1	2	3	4	5
9. 我经常制定宏伟蓝图	1	2	3	4	5
10. 我有成就一番事业的理想	1	2	3	4	5
11. 觉得自己是一个善于管理时间的人	1	2	3	4	5
12. 星期一到星期五，很少在八点以前起床，经常不吃早饭	1	2	3	4	5
13. 作息时间完全有规律	1	2	3	4	5
14. 觉得来日方长，不必抓紧时间	1	2	3	4	5
15. 节假日、双休日上午九点以后，甚至中午以后才起床	1	2	3	4	5
16. 每天早上醒来后，先看手机，并且一看就几十分钟，或者1小时以上	1	2	3	4	5
17. 慵懒的习惯我改不了	1	2	3	4	5
18. 总能及时完成作业	1	2	3	4	5
19. 打开电脑干正经事情之前，先打打电游，结果游戏玩了很久，正事没时间做	1	2	3	4	5
20. 喜欢斜躺在沙发上玩手机	1	2	3	4	5

21. 完成正式任务之后，才偶尔玩玩手机	1	2	3	4	5
22. 总觉得时不待我，不停地学习或工作	1	2	3	4	5
23. 打开电脑干正经事情之前，喜欢在网页上东看看西瞅瞅	1	2	3	4	5
24. 慵懒是慢性自杀	1	2	3	4	5

参考文献

[1] [日本]江本胜:《水知道答案》，猿渡静子译，南海出版公司2013年版。

[2] [日本]江本胜:《水知道答案2：每一滴水都有一颗心》，李炜译，南海出版公司2013年版。

[3] [日本]江本胜:《水知道答案3：水能传递爱的力量》，陈晶译，南海出版公司2013年版。

[4] [美国]格雷格·布雷登（Gregg Braden）:《无量之网》，胡尧译，中国青年出版社2015年版。

[5] [美国]琳内·麦克塔格特:《念力的秘密》，梁永安译，中国青年出版社2017年版。

[6] [美国]琳内·麦克塔格特:《念力的秘密Ⅱ》，王原贤等译，中国青年出版社2017年版。

[7] 徐文兵、梁冬:《徐文兵、梁冬对话：黄帝内经·上古天真》，江西科学技术出版社2013年版。

[8] 徐文兵、梁冬:《徐文兵、梁冬对话·黄帝内经·异法方宜：找对自己的好风水》，江西科学技术出版社2014年版。

[9] [奥地利]西格蒙德·弗洛伊德:《弗洛伊德论自我意识》，石磊编译，中国商业出版社2016年版。

[10] 朱建军:《释梦》，中国人民大学出版社2016年版。

[11] [瑞士]维蕾那·卡斯特:《梦：潜意识的神秘语言》，王青燕、喻丹译，国际文化出版社2008年版。

[12] [新西兰]K.T.Strongman:《情绪心理学——从日常生活到理论（第五版）》，王力主译，中国轻工业出版社2006年版。

[13] [美]弗洛姆:《梦的精神分析》，晨欣、林平译，河北人民出版社

1988 年版。

[14] [德] 埃里希·弗罗姆:《寻找自我》,陈学明译,工人出版社 1988 年版。

[15] [奥地利] 西格蒙德·弗洛伊德:《本能的冲动与成功》,文良文化编译,华文出版社 2004 年版。

[16] [加拿大] 托德·迪弗雷纳:《杀死弗洛伊德——20 世纪文化与精神的消亡》,王国芳译,商务印书馆 2013 年版。

[17] [瑞士]C.G.荣格:《性与梦——无意识精神分析原理》,梁绿琪译,中国国际广播出版社 1989 年版。

[18] [美]L.弗雷、罗恩:《从弗洛伊德到荣格》,陈恢钦译,中国国际广播出版社 1989 年版。

[19] [美] 加恩等:《神奇的情感力量》,陈大鹏等译,海天出版社 1999 年版。

[20] 孔维民:《情感心理学新论》,吉林人民出版社 2002 年版。

[21] 蒙培元:《情感与理性》,中国社会科学出版社 2002 年版。

[22] 骆正:《情绪控制的理论与方法》,光明日报出版社 1989 年版。

[23] 何思静:《我就是我:心理问题自我透视》,中国城市出版社 2000 年版。

[24] [英] 杰克·奥尔特曼:《解梦 1001》,陈新宇、王小其译,湖南文艺出版社 2007 年版。

[25] 李鹏飞:《唐代非写实小说之类型研究》,北京大学出版社 2004 年版。

[26] 中国就业培训技术指导中心、中国心理卫生协会:《心理咨询师·基础知识(修订本)》,民族出版社 2015 年版。

[27] 中国就业培训技术指导中心、中国心理卫生协会:《心理咨询师·基础知识(二级)》,民族出版社 2015 年版。

[28] 中国就业培训技术指导中心、中国心理卫生协会:《心理咨询师·基础知识(三级)》,民族出版社 2015 年版。

[29] 刘文英、曹田玉:《梦与中国文化》,人民出版社 2003 年版。

[30] [瑞士] 卡尔·古斯塔夫·荣格:《精神分析与灵魂治疗》,冯川译,北京联合出版公司 2014 年版。

[31] [俄] 雅科布松:《情感心理学》,王玉琴等译,黑龙江人民出版社

1997 年版。

[32] [美] K.T. 斯托曼著:《情绪心理学》,张燕云译,辽宁人民出版社1986 年版。

[33] 吴珂:《情感教育》,中国社会科学出版社 2012 年版。

[34] 蒲强春、楹藤子:《一口气读懂心理学大全》,同心出版社2012 年版。

[35] [苏] A.H. 鲁克:《情绪与个性》,李师钊译,上海人民出版社1987 年版。

[36] 张殿国:《情绪的控制与调节》,上海人民出版社 1985 年版。

[37] 陈清:《第六感之谜:破译生命之中的隐形密码》,北京理工大学出版社 2013 年版。

[38] [奥] 西格蒙德·弗洛伊德:《精神分析引论》,文思编译,中国华侨出版社 2013 年版。

[39] 刘文英:《梦的迷信与梦的探索》,中国社会科学出版社 1989 年版。

[40] 黄海力:《AQ 逆商:通向成功的逆向法则》,新世界出版社 2010年版。

[41] 杜向阳:《心灵控制术》,电子工业出版社 2013 年版。

[42] [瑞士] 荣格:《回忆·梦·思考》,刘国斌、杨德友译,辽宁人民出版社 1988 年版。

[43] 熊韦锐:《正念疗法的人性论迷失与复归》,吉林大学学位论文,2011 年。

[44] 石林、李睿:《正念疗法:东西方心理健康实践的相遇和融合》,载《中国临床心理学杂志》,2011 年第 4 期。

[45] 于璐、熊韦锐:《正念疗法的兴起、发展与前景》,载《学理论》,2011 年第 12 期。

[46] 田佩瑶:《帕罗西汀联合认知行为疗法治疗抑郁症的临床研究》,载《中国实用医药》,2016 年第 34 期。

[47] 汪新建:《当代西方认知 - 行为疗法述评》,载《自然辩证法》,2000 年第 3 期。

[48] 张红菊等:《认知行为疗法结合药物治疗原发性失眠的随机对照研究》,载《中国新药与临床杂志》,2010 年第 6 期。

[49] 朱丽等:《团体认知行为疗法在多发性骨髓瘤患者中的应用效果》,

载《癌症进展》，2016 年第 5 期。

[50] 郭瑛等：《居家认知行为疗法在慢性阻塞性肺疾病合并抑郁病人护理中的应用》，载《护理研究》，2015 年第 35 期。

[51] 徐青华等：《认知行为疗法对系统性红斑狼疮患者健康行为的临床研究》，载《实用临床医药杂志》，2011 年第 16 期。

[52] 单金凤：《认知行为疗法在焦虑症康复中的作用分析》，载《社区医学杂志》，2008 年第 23 期。

[53] 景燕等：《认知行为疗法在癌症患者中的应用》，载《航空军医》，2005 年第 3 期。

[54] 朱佳、王新梅：《团体认知行为疗法在留守儿童弱视患者中的应用效果》，载《中国医药导报》，2017 年第 5 期。

[55] 官爱萍等：《合理认知行为疗法对子宫切除术患者心理状态及生活质量的影响》，《实用临床医药杂志》，2015 年第 6 期。

[56] 贡永宁：《认知行为疗法配合心理干预对精神分裂症患者的康复效果》，载《现代医药卫生》，2017 年第 10 期。

[57] 华美香等：《高压氧联合苯二氮䓬类药物对老年慢性失眠患者 PSQI、MOCA 评分的影响》，载《中国老年学杂志》，2015 年第 24 期。

[58] 安保增：《综合医院心理咨询门诊失眠患者的临床特点分析》，载《中国卫生标准管理》，2015 年第 30 期。

[59] 薛智慧：《失眠临床治疗的研究进展》，载《中医药导报》，2014 年第 16 期。

[60] 鲁珊珊等：《食欲素与原发性失眠患者记忆功能的相关性》，载《中国神经精神疾病杂志》，2014 年第 9 期。

[61] 杨波、黄秀：《冷酷无情特质对青少年暴力犯罪的影响》，载《西南大学学报（社会科学版）》，2013 年第 4 期。

[62] 王朋朋等：《品行障碍儿童青少年的家庭功能及精神病态特质的初步研究》，载《中国儿童保健杂志》，2012 年第 7 期。

[63] 韩影：《促进个体差异：非共享环境理念的幼儿发展》，载《教育学术月刊》，2011 年第 7 期。

[64] 王绍坤、杨波：《国外精神病态罪犯的脑机制研究述评》，载《心理科学进展》，2011 年第 2 期。

[65] 曾茂春、李辉:《精神病态与反社会型人格障碍间的关系》,载《社会心理科学》,2011 年第 8 期。

[66] 杨丽等:《自杀人际理论框架下大学生精神病态与自杀意念的关系研究》,载《中国临床心理学杂志》,2017 年第 1 期。

[67] 肖玉琴等:《冷酷无情特质:一种易于暴力犯罪的人格倾向》,载《心理科学进展》,2014 年第 9 期。

[68] 朱远征:《大学生"黑暗三联征"与生活满意度的关系研究》,载《黑龙江生态工程职业学院学报》,2016 年第 1 期。

[69] 李茜茜等:《焦虑敏感研究的现状》,载《中国行为医学科学》,2004 年第 6 期。

[70] 郭伟伟:《黑暗三联征与人际侵犯动机的关系研究》,载《开封教育学院学报》,2017 年第 2 期。

[71] 刘天牧、刘爱书:《童年期虐待认知中的"假阴性错误"——特点、机制及影响》,载《中国特殊教育》,2017 年第 1 期。

[72] 王洴、刘爱书:《童年期心理虐待对抑郁的影响:认知灵活性的中介作用》,载《中国特殊教育》,2017 年第 3 期。

[73] 奥登等:《童年期被虐待经历对大学生恋爱暴力发生的影响》,载《中国儿童保健杂志》,2014 年第 12 期。

[74] 刘笑等:《诈骗犯、暴力犯的黑暗三人格与创造力及标新立异的关系》,载《中国健康心理学杂志》,2017 年第 8 期。

[75] 刘衔华:《中国传统正念修习在学校心理健康教育中的作用:基于实证依据》,载《衡阳师范学院学报》,2018 年第 5 期。

[76] Yung P. French, P. Leung B.,"Relaxation training as complementary therapy for mild hypertension control and the implication of evidence-based medicine", *Complement The Nurse Midwifery*, 2001.

[77] Williams ACC, Nicholas M.K., Richardson P.H., et al, "Evaluation of a cognitive-behavioral programme for rehabilitating patients with chronic pain", *British Journal of General Practice*, 1993.

[78] Wilder RT, Berd CB, Wolohan M, "Reflex sympathetic dystrophy in children: clinical characteristics and follow-up of seventy patients", *Journal of Bone and Joint Surgery British Volume*, 1992.

[79] Thomas E.M., Weiss S.M., "Nonpharmecological interventions with chronic cancer pain in adult", *Cancer Control*, 2000.

[80] Turk D.C., Okifuji A., Sinclair J.D., et al, "Interdisciplinary treatment for fibro myalgia syndrome:clinical and statistical significance", *Arthritis Care and Research*, 1998.

[81] Nielson W.R., Harth M., Bell D.A., "Outpatient cognitive-behavioral treatment of fibro-myalgia: impact on pain response and health status", *Pain Research and Management*, 1997.

[82] Sinclair V.G., Wallston K.A., Dwyer K.A., etal, "Effects of cognitive-behavioral intervention for women with rheumatoid arthritis", *Research in Nursing and Health*, 1998.

[83] Meichenbaum D.H., "Training impulsive children to talk to themselves", *Journal of Abnormal Psychology*, 1971.

[84] Johnson M.K., Hirst W.MEM, "Memory sub systems as processes", *Theories of memory*, 1993.

[85] Clark D.M., Wells A., "A cognitive model of socialphobia", *Social-phobia:Diagnosis, Assessment and treatment*, 1995.

[86] Salkovskis P.M., KirkJ., "Obsessive-compulsiveorder", *The science and practice of cognitive behavior therapy*, 1997.

[87] Rehm L., "A self-control model of depression", *Behavior Therapy*, 1977.

[88] Bower G.H., "Commentary on mood and memory", *Behaviour Research and Therapy*, 1987.

[89] Raine A., Lencz T., "Reduced prefrontal gray matter volume and reduced autonomic activity in antisocial personality disorder", *Archives of General Psychiatry*, 2000.

[90] Paul Fite, et al, "Confirmatory Factor Analysis of the Antisocial Process Screening Device With a Clinical Inpatient Population", *Assessment Journal*, 2009.

[91] Fite Paula J., et al, "Relation between parenting stress and psychopathic traits among children", *Behavioral sciences & the law*, 2008.

[92] Campbell Mary Ann, et al, "Psychopathic traits in adolescent

offenders: an evaluation of criminal history, clinical, and psycho-social correlates", *Behavioral sciences & the law*, 2004.

[93] Farrington D P, "Psychosocial predictors of adult antisocial personality and adult convictions", *Behavioral sciences & the law*, 2000.

[94] Patrick, C.J., Zempolich, K.A., Levenston, G.K., "Emotionalit yand violent behavior in psychopaths:A bio-social analysis", *Bio-social bases of violence:Conceptual and theoretical issues*, 1997.

[95] BOWLBY J., "Maternal care and mental health", *Bulletin of the World Health Organization*, 1951.

[96] Frick Paul J., "Extending the construct of psychopathy to youth: implications for understanding, diagnosing, and treating antisocial children and adolescents", *Canadian journal of psychiatry. Revue canadienne de psychiatrie*, 2010.

[97] Kochanska G., "Toward a synthesis of parental socialization and child temperament in early development of conscience", *Child Development*, 1993.

[98] Kochanska G., "Children's temperament, mothers'discipline, and securityof attachment: multiple pathways to emerging internalization", *Child Development*, 1995.

[99] McCartney M., et al, "Are perceptions of parenting and interpersonal functioning related in those with personality disorder?Evidence from patients detained in a high secure setting", *Clinical Psychology&Psychotherapy*. 2001.

[100] Henrik Larsson, et al, "Callous—Unemotional Traits and Antisocial Behavior", *Criminal Justice*. 2008.

[101] Maria T. Daversa, Raymond A. Knight, "A Structural Examination of the Predictors of Sexual Coercion Against Children in Adolescent Sexual Offenders", *Criminal Justice*, 2007.

[102] Main M, & Garcia C., "Responses of abused and disadvantaged toddlers to distress in age mates: a study in the day care setting", *Developmental Psychobiology*, 1985.

[103] Farrington, D.P., et al, "Environmental influences on child and adolescent psychopathy", *Handbook of child and adolescent psychopathy*,

2010.

[104] Amy B. Wachholtz, Kenneth I., "Pargament. Migraines and meditation: does spirituality matter?", *Journal of Behavioral Medicine*, 2008（4）.

[105] Steven Heine, "A Critical Survey of Workson Zen since Yampolsky", *Philosophy East and West*, 2007（4）.

[106] Wendy B.Smith, "Karen Horney and Psychotherapy in the 21st Century", *Clinical Social Work Journal*, 2007（1）.

[107] Ramita Bonadonna, "Meditation is Impact on Chronic Illness", *Holistic Nursing Practice*, 2003（6）.

[108] Schutz, et al, "Emotion in Education", *Amsterdam : Academic Press*. 2007.

[109] Van der Mars, et al, "Physical Education Meets Teacher Evaluation: Supporting Physical Educators in Formal Assessment of Student Learning Outcomes", *Physical Educator*. Fall 2018, Vol. 75, Issue 4, p582-616. 35p.

[110] Cooper, et al, "Promoting Emotional Education : Engaging Children and Young People with Social, Emotional and Behavioural Difficulties", *London : Jessica Kings-ley Publishers*, 2009.

[111] Green halgh, Paul, "Emotional Growth and Learning".*London : Routledge*. 1994.

[112] Mallan, et al, "Does emotion modulate the blink reflex in human conditioning? Startle potentiation during pleasant and unpleasant cues in the picture–picture paradigm."*Psychophysiology*. Sep.2007, Vol. 44,Issue 5, p737-748. 12p. 8 Graphs.

[113] Barnett, Pamela E., "Discussions across difference: addressing the affective dimensions of teaching diverse students about diversity".*Teaching in Higher Education*. Dec 2011, Vol. 16, Issue 6, p669-679. 11p.

[114] Valette-Florence, et al, "The Influence of Emotions on Brand Relationships: A French Look", *Society for Marketing Advances Proceedings*. 2011, Vol. 25, Issue 1, p15-18. 4p. 1 Diagram, 3 Charts, 1 Graph.

[115] Jalongo, et al, "Understanding Reading Anxiety: New Insights from Neuroscience", *Early Childhood Education Journal*, Apr.2010, Vol. 37, Issue 6,

p431-435. 5p.

[116] Lawrence, Randee Lipson, "Powerful feelings: Exploring the affective domain of informal and arts-based learning", *New Directions for Adult & Continuing Education*, Winter 2008, Vol. 2008, Issue 120, p65-77. 13p.

[117] Burrell Storms, et al, "Collaborative Learning and Innovative Assessment in Humanitarian Studies", *International Studies Perspectives.* May 2015, Vol. 16, Issue 2, p107-126. 20p.

[118] Brien L., et al, "Affective learning in end-of-life care education: the experience of nurse educators and students."*International Journal of Palliative Nursing*(*INT J PALLIAT NURS*), Dec2008; 14 (12) : 610-614. (5p) .

[119] Hummel, et al, "Does Economics and Business Education Wash Away Moral Judgment Competence?", *Journal of Business Ethics*, June 2018, Vol. 150, Issue 2, p559-577, 19p, 5 Charts.

[120] Konik, Inge, "Affective' witnessing and testimony in contemporary environmental cinema"*Acta Academica*, 2018, Vol. 50, Issue 3, p29-48. 20p.

[121] Graham, et al, "Instructional Design for Affective Learning in Theological Education", *British Journal of The ological Education*, July 2003, Vol. 14, Issue 1, p58-77. 20p.

[122] Puurula, et al, "Teacher and Student Attitudes to Affective Education: a European collaborative research project", *Compare: A Journal of Comparative Education*, Jun2001, Vol. 31, Issue 2, p165-186. 22p.

[123] Beard, et al, "Acknowledging the affective in higher education", *British Educational Research Journal.* Apr.2007, Vol. 33, Issue 2, p235-252. 18p. 1 Chart.

[124] Blanchette, et al, "Affective learning in adults with intellectual disability: an experiment using evaluative conditioning", *Journal of Intellectual Disability Research.* Mar.2016, Vol. 60, Issue 3, p263-273. 11p. 2 Diagrams, 2 Charts, 2 Graphs.

[125] Shephard, et al, "Seeking learning outcomes appropriate for 'education for sustainable development' and for higher education", *Assessment & Evaluation in Higher Education*, Sep.2015, Vol. 40, Issue 6, p855-866. 12p.

[126] Snyder, et al, "Attendance policies, instructor communication, student attendance, and learning", *Journal of Education for Business*. Feb-Mar.2016, Vol. 91, Issue 2, p108-116. 9p.

[127] Zatarain-Cabada, et al, "Guest Editorial: Intelligent and Affective Learning Environments: New Trends and Challenges", *Journal of Educational Technology & Society*. Apr.2016, Vol. 19, Issue 2, p1-4. 4p.

[128] Muzyk, et al, "Emphasizing Bloom's Affective Domain to Reduce Pharmacy Students' Stigmatizing Attitudes", *American Journal of Pharmaceutical Education*, 2017, Vol. 81, Issue 2, p1-7. 7p. 2 Charts.

[129] Grawemeyer, et al, "Affective learning: improving engagement and enhancing learning with affect-aware feedback", *User Modeling & User-Adapted Interaction*, Mar2017, Vol. 27, Issue 1, p119-158. 40p.

[130] Hao-Chiang Koong Lin, et al, "Construction of Multi-mode Affective Learning System: Taking Affective Design as an Example", *Journal of Educational Technology & Society*, Apr.2016, Vol. 19, Issue 2, p132-147. 16p.

[131] Cavanagh, Sarah Rose, "The Spark of Learning : Energizing the College Classroom with the Science of Emotion.First edition", *Morgantown : West Virginia University Press*. 2016.

[132] Holton, Mark."It was amazing to see our projects come to life!" Developing affective learning during geography fieldwork through tropophilia.Journal of Geography in Higher Education. May2017, Vol. 41, Issue 2, p198-212. 15p.

[133] Williamson, Ben, "Effective or affective schools? Technological and emotional discourses of educational change", *Discourse: Studies in the Cultural Politics of Education*. July 2012, Vol. 33, Issue 3, p425-441. 17p.

[134] HOWARDSON, et al, "Coming Full Circle With Reactions: Understanding the Structure and Correlates of Trainee Reactions Through the Affect Circumflex", *Academy of Management Learning & Education*, Sep.2016, Vol. 15, Issue 3, p471-492. 22p. 2 Diagrams, 3 Charts.

后 记

之所以在书名中强调"智能手机时代",是因为,第一,现在智能手机普及率很高,尤其是青年学生使用智能手机的频率更高;第二,在书中的许多案例和数据的收集过程中,智能手机发挥了重要的作用,无论是开放性的问答,还是互联网上的调查问卷,基本上都是通过智能手机上的QQ或者微信进行发送和收集,智能手机特色明显。书名中使用泛称"青年学生"而不是相对具体的"大学生",是因为虽然主要针对大学生在学习、生活中的情感问题展开探讨,但有些现象在中学生、研究生群体中也存在,对他们来说,这些探讨同样具有现实针对性。

本书是在作者任教的一门校级公共选修课"情感心理学"讲课稿基础上整理而成,这门课程已连续五年开设近十个班次。最先开设这门选修课程的起因是作者在担任湖南文理学院芙蓉学院文学与社会科学系主任期间,学院理学系主任兼教学工作部主任夏映霞老师有感于智能手机时代大学生心理困惑、心理异常的比例在逐年增长,希望有老师开设一门不同于教育心理学和一般的心理健康教育的校级心理学选修课程,借此让学生在获取心理学基本知识的同时,也能了解一些化解现实生活中心理困惑的方法和技巧。想到大学期间学习心理学时,曾经阅读过两部心理学专著:《生活心理学》与《情感心理学》,决定尝试着开设一门选修课程——情感心理学,并且在独立学院和校本部同时提交了开课计划。从选课情况来看,很多学生对这门课程很感兴趣,两个校区选课人数都是爆满。

为了实现初衷,让非心理学专业学生既初步了解一些相关的心理学理论基础,又能初步掌握和运用一些能够应对现实生活中情感心理困惑及异常心理问题的技能技巧，我双管齐下，从两方面着手：一方面，从图书馆借阅了大量相关资料，还特意购买了部分书籍，提高理论修养；另一方面，每个班开课之初，就提供开放式问题，作为作业，要求学生列出希望讨论的问题，教学之中，结合学生的问题展开讨论，开拓思维，并且依据课程进度开展问卷调查。通过教学与交谈，了解了更多学生心理困惑以及困扰他们的心理问题，也感觉到自己知识的浅薄和可供帮助的能力非常有限。为了提高自己在心理咨询、心理辅导方面的素养，48岁"高龄"时，还报考了国家二级心理咨询师资格考试，并且一次性顺利通过，成为持有国家人力资源和社会保障部最后一批发放证书的国家二级心理咨询师（2017年后，国家人力资源和社会保障部不再主办类似考试，发放类似证书）。也积极主动与专业心理医生进行过交流，了解到一些药物治疗的粗浅知识。在教学与学习的过程中，让我最有启发和收获的一次是，2017年初参加常德市政协会议时，休会期间与桃源县政协副主席向真金先生谈到青年学生的情感心理，他回忆了年轻时痛苦的焦虑经历，以及后来受得道高人指点后完全康复的有趣故事，介绍了一些相关的传统文化精华，并现身说法指导我站桩、打坐。在他的帮助下，我惊喜地了解到一些东方意念疗法治疗情感障碍的原理和方法。东方意念疗法虽然神奇，但不是宗教、不是迷信，蕴含丰富的哲理和科学。我在其后将这些知识和方法运用于教学与亲子教育中，收到了较好的效果。我为东方意念疗法的神奇所吸引和折服，曾经两次将这些探讨与感悟进行初步整理，申报国家社科基金后期资助项目，希望有基金资助，能够兴致勃勃地开展深入研究。然而非常遗憾，两次都无功而返。确实，本人在这个方面的研究功底不深，也不知道最后能够达到何种境界，但把这些初稿整理成书，应该能够起到抛砖引玉的作用，为有兴趣的读者提供一些雅俗共赏的有趣知识和方法，或者还能为更深造诣的专家提供一些不同的思路。诚如此，则幸甚！

感谢所有为此书给予关心帮助和启迪的人，感谢湖南文理学院"湖南省特色应用学科"项目的资助。

2020年2月29日记于白马湖畔